医药卫生科技成果转化案例集

Casebook on the Transformation of Medical and Health Science and Technology Achievements

主　编　李建平

副主编　李　娌　金　汉

编写秘书　何永平　段思琪

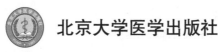

北京大学医学出版社

YIYAO WEISHENG KEJI CHENGGUO ZHUANHUA ANLIJI

图书在版编目（CIP）数据

医药卫生科技成果转化案例集 ／ 李建平主编.
北京 ： 北京大学医学出版社，2025. 3. -- ISBN 978-7-
5659-3353-0

Ⅰ. R；F124.3

中国国家版本馆 CIP 数据核字第 2025U3T336 号

医药卫生科技成果转化案例集

主　　编：	李建平
出版发行：	北京大学医学出版社
地　　址：	（100191）北京市海淀区学院路 38 号　北京大学医学部院内
电　　话：	发行部 010-82802230；图书邮购 010-82802495
网　　址：	http://www.pumpress.com.cn
E - m a i l：	booksale@bjmu.edu.cn
印　　刷：	北京信彩瑞禾印刷厂
经　　销：	新华书店

责任编辑：高　瑾　　**责任校对**：靳新强　　**责任印制**：李　啸
开　　本：880 mm×1230 mm　1/32　**印张**：3.25　　**字数**：92 千字
版　　次：2025 年 3 月第 1 版　2025 年 3 月第 1 次印刷
书　　号：ISBN 978-7-5659-3353-0
定　　价：25.00 元

本书由

北京大学医学出版基金资助出版

推荐序一

北京大学第一医院党委书记　姜辉

　　新一轮科技革命正以前所未有的速度重塑医药卫生行业的格局，基因技术解码生命密码、人工智能赋能精准诊疗、数字医疗重构服务模式这些突破性成果的涌现，既为人类战胜疾病提供了全新工具，也对科研成果的转化效率提出了更高要求。在这一背景下，《医药卫生科技成果转化案例集》的出版，为科研工作者、医疗机构管理者及政策制定者提供了兼具理论深度与实践价值的行动指南。

　　医学的本质是实践科学，其终极价值在于将科学发现转化为可及的诊疗手段。对医院而言，科技成果转化绝非简单的技术转移，而是推动学科建设、提升服务能力、构建核心竞争力的战略选择。一方面，转化医学的深化能够加速临床问题的解决，例如通过靶向药物研发延长患者生存期，或借助智能诊疗系统优化医疗资源分配；另一方面，成功的转化案例可反哺科研，形成"临床需求—基础研究—技术开发—临床应用"的闭环创新生态，从而实现医院从"跟跑"到"领跑"的跨越式发展。然而，这一过程需要突破三重桎梏：其一，科研评价体系往往偏重论文与专利数量，忽视技术落地的社会价值；其二，医疗机构与产业端存在认知鸿沟，科学家关注技术先进性，企业聚焦市场可行性，而医生更重视临床适用性；其三，转化链条中政策、资本、人才等要素的协同效率亟待提升。本书的价值，恰恰在于通过剖析真实场景中的转化逻辑，为破解这些矛盾提供了方法论层面的启示。

　　我们深知医院不仅是临床服务的提供者，更是医学创新的策源地。然而，科研成果从实验室到病床的转化之路，往往布满荆棘：技术成熟度不足、跨学科协作壁垒、政策机制滞后、市场适配性薄弱等问题如同一道道"达尔文死海",吞噬着无数本可造福患者的创新成果。本书以系统性思维和实证性视角,为这一难题提供了破局之道。本书的编撰逻辑已彰显出独特的学术洞察力与实践指导性,在案例选择上聚焦"完整性"与"典型性",既呈现成功经验,亦不回避失败教训;在分析框架上,打破传统"技术-产品-市场"的线性叙事,转而以多维视角解构转化过程中的关键节点——从需求验证、知识产权布局,到合规性设计、商业化路径规划,每一步皆需科学决策与风险管理。这种立体化的剖析,为读者构建了一套可迁移的转化思维模型。

医学创新的起点必须是未被满足的临床需求。本书通过案例揭示,医院需主动搭建平台,促进科学家、临床医生、工程师、政策专家及投资者的深度对话。唯有打破学科藩篱与机构边界,才能实现技术、资本与政策的共振效应。

在"健康中国"战略的引领下,中国医疗健康事业正步入高质量发展的新阶段。公立医院作为国家医学创新体系的主力军,必须肩负起推动成果转化的历史使命。《医药卫生科技成果转化案例集》的出版,恰为这一转型提供了理论与实践的双重支撑。它不仅是一本工具书,更是一面镜子,映照出中国医学创新生态的进步空间与潜在机遇。

医学的伟大,在于其始终以人类福祉为终极追求。当一项科研成果真正转化为可及的医疗技术时,它便超越了纸面上的数据与图表,成为照亮患者生命的一束光。本书的价值,正在于为这束光的诞生指明路径。衷心希望本书能激发更多医学工作者的创新热情,启迪更多医疗机构的管理智慧,共同推动中国医药卫生事业向"以患者为中心、以转化为引擎"的新阶段迈进。

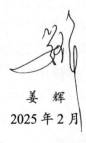

姜 辉

2025 年 2 月

推荐序二

百洋医药集团董事长　付钢

在全球医药卫生领域蓬勃发展的今天，科技创新已成为驱动行业进步的重要引擎。生物医药、精准医疗、数字健康等前沿科技不断突破传统医学的边界，为人类健康带来革命性的变革。然而，科技创新的价值并不仅仅体现在实验室的数据和论文之中，如何将科研成果转化为可落地的产品与服务，让其真正服务于医疗体系和广大患者，才是科技创新的最终目的。在这一过程中，成果转化成为连接科研与产业、学术与市场的关键桥梁，其重要性不言而喻。

近年来，我国政府高度重视科技成果转化工作，并出台了一系列政策措施，鼓励高校、科研机构与企业紧密合作，加速技术落地。然而，尽管政策环境持续优化，科技成果转化依然面临诸多挑战。从基础研究到临床试验，从产品注册到商业化落地，每一步都充满了不确定性和复杂性。尤其是在医药卫生领域，成果转化涉及严格的监管审批体系、高昂的资金投入、长期的市场培育以及跨学科、跨机构的协同合作。这些因素决定了医药科技成果转化不同于其他行业的技术孵化路径，它需要更为专业的规划、更深厚的行业认知以及更具耐心的资本支持。

对于产业投资者而言，科技成果转化不仅仅是推动行业创新的催化剂，更是决定企业核心竞争力的关键所在。如何从众多科研成果中精准筛选出具有商业潜力的项目，通过科学的评估体系判断其市场可行性，在保障技术先进性的同时，兼顾产业化路径的可行性。这些问题都是摆在投资人面前的现实挑战。近年来，我们看到越来越多的产业资本开始深入参与医药科技成果转化的各个环节，从早期孵化到成长加速，从临床试验到市场推广，资本的介入不仅为科技转化提供了必要的资金支持，也通过资源整合、产业协同等方式提升了转化的成功率。然而，尽管产业投资在科技转化中的作用日益显著，市场上依然存在大量因商业模式不清晰、研发路径不合理、资金管理不当等因素而失败的案例。这一现象再次说明，科技成果转化绝非简单的资本投入，而是一门融合科学、管理、法律、市场等多学科知识的系统工程。

《医药卫生科技成果转化案例集》正是在这样的背景下应运而生。作为一本深度剖析医药科技成果转化规律的专业书籍，本书汇聚了多年来国内医药领域众多科技成果转化的实践经验，以案例研究的形式展现了转化过程中的核心问题、关键节点以及成功经验。通过这些案例的分析，我们不仅可以清晰地看到不同领域、不同类型的科技成果转化模式，也可以深刻理解其中涉及的政策、法规、市场需求以及资本运作方式。这不仅对科研人员而言具有重要的指导意义，对于从事医药健康领域投资的机构和企业而言，也具有极高的参考价值。

本书的编撰团队在内容选择上充分考虑了案例的代表性、实用性和可借鉴性。通过系统梳理科技成果转化的全流程，本书不仅帮助科研人员更好地理解成果转化的市场逻辑，也为投资人提供了科学的决策参考。投资不仅仅是资本的投放，更是对行业趋势的精准判断，对市场需求的深度洞察，以及对技术前景的理性分析。因此，本书不仅是一本案例集，更是一部能够帮助行业各方建立系统化认知、提升转化成功率的实践指南。

在医药产业快速发展的今天，我们比以往任何时候都更加需要一个高效的科技成果转化体系，以确保优秀的科研成果能够及时进入产业链，最终惠及广大患者。作为行业参与者，我们需要不断探索科技与市场结合的最佳路径，也需要更深入地理解成果转化背后的科学逻辑和商业逻辑。《医药卫生科技成果转化案例集》的出版，正是推动这一进程的重要一步。

这本书的出版不仅能为科研人员提供实践指导，也能为产业投资者提供科学决策依据，为医药科技成果的成功转化提供借鉴和助力。科技成果的价值在于应用，而产业投资的价值在于推动创新落地。希望本书能够成为连接科技与产业的桥梁，助力我国医药卫生科技成果转化迈向更高水平。

付　钢

2025 年 2 月

前　言

在当今全球科技日新月异的时代，医药卫生领域作为人类健康保障的重要基石，正经历着前所未有的变革。随着生命科学的飞速发展，大量科研成果不断涌现，如何将这些科研成果高效、安全地转化为实际应用，成为提升医疗服务水平、改善公众健康状况的关键所在。正是基于这一背景，我们精心编撰了《医药卫生科技成果转化案例集》一书，旨在通过一系列生动、具体的案例，为医药卫生科技成果转化提供宝贵的实践经验和启示。

本书汇聚了国内众多医药卫生科技成果转化的成功案例，涵盖了新药研发、医疗器械、基因编辑技术等多个领域。每个案例都经过精心挑选和深入剖析，不仅展现了科研成果从实验室走向市场的完整过程，还揭示了转化过程中的关键要素、挑战与应对策略。通过这些案例，读者可以深入了解医药卫生科技成果转化的复杂性和多样性，学习如何在不同情境下制定有效的转化策略。

在编撰过程中，我们特别注重案例的实用性和可操作性。每个案例都详细描述了转化的背景、目标、实施步骤、成果及影响，并附带了特色分析，以便读者能够从中汲取经验，为自己的科技成果转化工作提供借鉴。同时，我们还特别设置了附录部分，收录了术语解释，相关政策和法规，为读者提供丰富的背景信息和进一步学习的途径。因涉及临床科研工作者隐私问题，本书部分案例未披露具体转化金额，还请读者见谅。

医药卫生科技成果转化是一个涉及多学科、多领域的复杂过程，需要政府、企业、高校、医疗机构等多方面的共同努力。本书不仅是对过去转化实践的总结，更是对未来转化工作的展望。我们希望通过对这些案例的详细剖析，为广大科研人员、医疗机构管理者、医药企业从业者以及政策制定者提供宝贵的参考。对于科研人员，这些案例能让他们更清晰地了解自己的成果在转化过程中可能面临的机遇与挑战，引导他们在研究初期就考虑到成果转化的可行性，使研究方向更加贴合市场和临床的实际需求。医疗机构管理者可以从中学习如何更好地促进新技术在院内的应用和推广，进而提高医院的诊疗水平和竞争力。医药企业从业者则能在案例中找到合作的契机、转化的模式，更有效地挖掘有潜力的科研成果进行产业化开发。而对于政策制定者来说，这些案例所反映出的问题和成功经验将为相关政策的制定和完善提供有力依据，从而营造更有利于医药卫生科技成果转化的政策环境，共同推动医药卫生科技成果的高效转化和应用，为人类的健康事业贡献智慧和力量。

最后，我们要感谢所有为本书提供案例、数据和资料的专家、学者和机构，以及为本书编写、审校和出版付出辛勤努力的同事们。是你们的支持和努力，才使得这本书得以顺利问世。我们期待本书能够成为医药卫生科技成果转化领域的一本重要参考书，为广大读者带来实实在在的帮助和启示。

李建平

2025 年 1 月

目　录

第一章　新药研发与市场应用 ………………………………………… 1

重组融合 IgA1 蛋白酶治疗 IgA 肾病 ……………………………… 2

一、临床需求 …………………………………………………… 2

二、产品研发 …………………………………………………… 2

三、创新团队 …………………………………………………… 3

四、转化流程 …………………………………………………… 3

五、特色分析 …………………………………………………… 4

靶向整合素小分子抑制剂治疗前列腺癌 …………………………… 5

一、临床需求 …………………………………………………… 5

二、产品研发 …………………………………………………… 5

三、创新团队 …………………………………………………… 6

四、转化流程 …………………………………………………… 7

五、特色分析 …………………………………………………… 7

前列腺特异性膜抗原靶向抑制剂的开发及核素显像探针的转化 … 9

一、临床需求 …………………………………………………… 9

二、产品研发 …………………………………………………… 9

三、创新团队 …………………………………………………… 10

四、转化流程 …………………………………………………… 10

五、特色分析 …………………………………………………… 11

一种治疗肝病的中药组合物——软肝颗粒，其制备方法和质量检测

方法及应用 …………………………………………………… 12

一、临床需求 …………………………………………………… 12

二、产品研发 …………………………………………………… 12

三、创新团队 …………………………………………………… 13

四、转化流程 …………………………………………………… 14

五、特色分析 ………………………………………………… 14

放射性核素标记的过氧化氢酶及其应用 …………………… 16

一、临床需求 …………………………………………………… 16

二、产品研发 …………………………………………………… 16

三、创新团队 …………………………………………………… 17

四、转化流程 …………………………………………………… 18

五、特色分析 …………………………………………………… 18

新药研发与转化：针对慢性诺如病毒感染的创新孤儿药 …… 19

一、临床需求 …………………………………………………… 19

二、产品研发 …………………………………………………… 19

三、创新团队 …………………………………………………… 20

四、转化流程 …………………………………………………… 20

五、特色分析 …………………………………………………… 21

3D 细胞及类器官培养非动物源 Celltrix™ 基质胶项目 …… 22

一、临床需求 …………………………………………………… 22

二、产品研发 …………………………………………………… 22

三、创新团队 …………………………………………………… 23

四、转化流程 …………………………………………………… 23

五、特色分析 …………………………………………………… 24

第二章　医疗器械研发与转化 ……………………………… **25**

一种防压和安全分离功能的自动化腹膜透析机管路 ……… 26

一、临床需求 …………………………………………………… 26

二、产品研发 …………………………………………………… 26

三、创新团队 …………………………………………………… 27

四、转化流程 …………………………………………………… 27

五、特色分析 …………………………………………………… 28

冠状动脉介入治疗术中造影剂回收装置 …………………… 29

一、临床需求 …………………………………………………… 29

二、产品研发 …………………………………………………… 29

　　三、创新团队 ………………………………………30

　　四、转化流程 ………………………………………30

　　五、特色分析 ………………………………………30

高精度微创血管介入手术机器人 …………………………32

　　一、临床需求 ………………………………………32

　　二、产品研发 ………………………………………32

　　三、创新团队 ………………………………………33

　　四、转化流程 ………………………………………34

　　五、特色分析 ………………………………………34

弹性波正压振荡通气模式技术 ……………………………35

　　一、临床需求 ………………………………………35

　　二、产品研发 ………………………………………35

　　三、创新团队 ………………………………………36

　　四、转化流程 ………………………………………36

　　五、特色分析 ………………………………………37

多脯氨酸剪切因子在预测髓系白血病化疗反应性和评估危险度

分层中的应用 ………………………………………………38

　　一、临床需求 ………………………………………38

　　二、产品研发 ………………………………………38

　　三、创新团队 ………………………………………39

　　四、转化流程 ………………………………………40

　　五、特色分析 ………………………………………40

一次性粪便专用引流管的研发和产业化 …………………42

　　一、临床需求 ………………………………………42

　　二、产品研发 ………………………………………42

　　三、创新团队 ………………………………………43

　　四、转化流程 ………………………………………44

　　五、特色分析 ………………………………………45

神经再生修复产品 …………………………………………46

　　一、临床需求 ………………………………………46

二、产品研发 …………………………… 46

三、创新团队 …………………………… 47

四、转化流程 …………………………… 47

五、特色分析 …………………………… 48

智能化糖尿病足光声影像诊断仪 ………… 49

一、临床需求 …………………………… 49

二、产品研发 …………………………… 49

三、创新团队 …………………………… 50

四、转化流程 …………………………… 50

五、特色分析 …………………………… 51

软组织力学定量平台 ……………………… 52

一、临床需求 …………………………… 52

二、产品研发 …………………………… 52

三、创新团队 …………………………… 53

四、转化流程 …………………………… 54

五、特色分析 …………………………… 54

植入式眼部肌肉神经刺激器 ……………… 56

一、临床需求 …………………………… 56

二、产品研发 …………………………… 56

三、创新团队 …………………………… 57

四、转化流程 …………………………… 57

五、特色分析 …………………………… 58

纳米孔基因测序系统 ……………………… 59

一、临床需求 …………………………… 59

二、产品研发 …………………………… 59

三、创新团队 …………………………… 59

四、转化流程 …………………………… 60

五、特色分析 …………………………… 60

量子磁场传感技术及其医疗应用 ………… 62

一、临床需求 …………………………… 62

二、产品研发 ……………………………………… 62

三、创新团队 ……………………………………… 63

四、转化流程 ……………………………………… 64

五、特色分析 ……………………………………… 65

第三章　基因编辑技术在治疗中的应用…………………**67**

基于 Sertoli 细胞的非梗阻性无精症检测与治疗方案………68

一、临床需求 ……………………………………… 68

二、产品研发 ……………………………………… 68

三、创新团队 ……………………………………… 68

四、转化流程 ……………………………………… 69

五、特色分析 ……………………………………… 69

液态活检技术检测痰标本上清驱动

基因突变 …………………………………………… 70

一、临床需求 ……………………………………… 70

二、产品研发 ……………………………………… 70

三、创新团队 ……………………………………… 71

四、转化流程 ……………………………………… 71

五、特色分析 ……………………………………… 71

原创双靶点优化 CAR-T 细胞疗法治疗恶性脑胶质瘤的临床

研究 ………………………………………………… 73

一、临床需求 ……………………………………… 73

二、产品研发 ……………………………………… 73

三、创新团队 ……………………………………… 74

四、转化流程 ……………………………………… 75

五、特色分析 ……………………………………… 75

全球首个基于染色质开放区间的肿瘤全周期检测平台 ……77

一、临床需求 ……………………………………… 77

二、产品研发 ……………………………………… 77

三、创新团队 ………………………………………78

四、转化流程 ·· 79

五、特色分析 ·· 79

附录 ··· **81**

附录一 术语解释 ·· 82

附录二 相关政策、法规汇编 ···································· 84

第一章

新药研发与市场应用

重组融合 IgA1 蛋白酶治疗 IgA 肾病

一、临床需求

IgA 肾病是以 IgA1 为主的免疫球蛋白在肾小球系膜区沉积的原发性肾小球病，是我国乃至全世界最常见的肾脏疾病之一，也是青年人尿毒症最常见的病因。现有的治疗策略可以在一定程度上延缓肾功能恶化，但大部分患者仍在预期寿命内进展至终末期肾病。因此，临床迫切需要新的特异性治疗方式，这需要我们深入研究 IgA 肾病的发生机制，寻找新的治疗靶点，开发出更有效的药物，以满足 IgA 肾病治疗的需求。

二、产品研发

来自北京大学第一医院（北大医院）肾脏内科的科研团队采用肠道共生菌来源的 IgA1 特异性内切酶 AK183 全长序列 N 端与人 IgG1 的 Fc 段，构建了长效 AK183 融合蛋白酶（Fc-AK183），临床前试验显示这种蛋白酶可以完全清除循环系统内的 IgA1，并且快速（3 天内）清除肾脏沉积的 IgA1，从而达到完全免疫学缓解。

目前 IgA 肾病的特异性药物研发思路主要集中在两个方面：一是上游抑制 IgA 产生，二是下游抑制 IgA 于肾脏沉积后诱发的补体激活。全球已知在研的新药约二十余种。团队研发的 IgA 蛋白酶有以下优势：

（1）IgA 清除能力强，此药物不仅能够完全清除循环系统中的 IgA，而且还能够快速清除肾脏沉积的 IgA。

（2）快速减少蛋白尿，使用此药物后可以快速使蛋白尿转阴，而目前国际上新药蛋白尿的降低量是 30%～40%，疗效有限。

（3）适应证广泛，此药物达到肾脏沉积 IgA 完全清除的时间在

1周内，适合于各类风险患者，尤其对于快速进展型肾小球肾炎患者，此药物有独特优势。

三、创新团队

北大医院肾脏内科 IgA 肾病课题组是国际上知名的 IgA 肾病研究团队，长期致力于探索 IgA 肾病的发病机制及治疗研究，承担了多项国家级课题和横向课题，近五年累计获得科研经费超 1500 万元。该研究团队设计并完成了国际多中心临床试验 TESTING 研究，在国际上提出了安全有效的 IgA 肾病激素治疗方案，相关成果连续两次在 *The Journal of the American Medical Association*（*JAMA*）发表。此外，该团队通过建立动物模型，探索了 IgA1 糖基化在疾病进展中的作用，开发了 IgA 肾病无创诊断试剂盒并成功进行了科技成果转化。

研究团队还与上海礼邦医药公司建立了联合实验室，在上海新桥、美国芝加哥设立实验室，分别负责融合蛋白酶的纯化、样品生产和辅助合同研发和生产组织（CDMO）进行新药生产；同时，英国国家罕见肾脏疾病登记处（RaDaR）IgAN 罕见病组负责人，乔纳森·巴拉特（Jonathan BARRATT）、美国斯坦福肾小球疾病中心主任，理查德·拉法耶特（Richard LAFAYETTE）等专家担任国际顾问成员，为团队的研究方向和策略提供了高水平的指导和参考。

四、转化流程

药品研发于 2019 年获得国家杰出青年基金支持启动，2021 年初步完成药品的设计，在进行专利技术评估、高价值专利培育后，同年递交了国家发明专利和国际专利合作条约（PCT）专利申请，在专利申请获得申请号后，相关药物研发的工作在肾脏病学顶级刊物 *Journal of the American Society of Nephrology*（*JASN*）投稿并发表。2022 年北京大学第一医院与上海礼邦医药经谈判商定以"授权使用、联合开发"的方式进行转化，双方最终达成转化协议的合同金额为 2.07 亿元。

同时，科研团队与合作方一起设立北京-上海-芝加哥实验室，用于后续的药品研发工作。目前，此药品已通过国家药品监督管理局（国家药监局）的药品审评中心绿色通道申请，正在进行 I 期临床试验申报工作，2024 年申请新药临床试验。

五、特色分析

这一成功案例是高价值的临床转化的典范，根源于对疾病治疗实际临床需求的深刻理解、科学严谨的设计和卓越的基础及临床研究。研究团队通过构建长效 AK183 融合蛋白酶，针对临床问题提供了创新性解决方案。严谨的科研方法和优质的成果为新药研发奠定了坚实基础，其转化过程也展现了医学科研向高价值临床转化的成功路径。

靶向整合素小分子抑制剂治疗前列腺癌

一、临床需求

前列腺癌是全球男性第二大常见恶性肿瘤，也是男性泌尿生殖系统恶性肿瘤中发病率最高的疾病，且近年来发病率正逐年攀升。对于晚期前列腺癌患者，内分泌治疗是首选方法，但大多数患者在治疗 12～24 个月后会进展为去势抵抗性前列腺癌（CRPC）。尽管新一代抗雄激素药物能够延长 CRPC 患者生存期，但也无法避免原发性或获得性耐药的产生，目前 CRPC 患者平均生存期仅为 2～3 年，并且高达 90% 的患者会发生骨转移，严重影响患者的生活质量及预后。因此，前列腺癌治疗药物的耐药性以及骨转移问题是迫切需要解决的临床问题，需要针对性地研发创新药物，为患者提供更为有效的治疗手段。

二、产品研发

整合素参与到肿瘤进展的每一个环节，是克服肿瘤多重耐药和转移的重要靶点，但尚无获批上市的抗肿瘤药物。目前临床阶段的在研药物主要是抗体类及基于精氨酸-甘氨酸-天冬氨酸，Arg-Gly-Asp（RGD）序列的多肽类药物，但由于该类药物可诱导整合素受体构象转为部分活化状态，加重促血管新生等不良反应的发生，阻碍其临床进展，因此开发非 RGD 序列的靶向整合素的小分子药物是整合素疗法的前沿方向。团队基于虚拟筛选、分子动力学模拟、表面等离子共振、微量热泳动等技术发现了一类全新的与整合素靶点具有高亲和力的非 RGD 序列小分子抑制剂，临床前试验显示该整合素抑制剂能够有效抑制前列腺癌耐药及骨转移进展，且具有良好的成药性。

团队研发的靶向整合素的小分子抑制剂具有以下优势：

（1）新靶点："First in Class"药物，目前尚无整合素抑制剂上市用于肿瘤治疗。

（2）新结构：结构新颖，没有类似母核结构的化合物报道具有整合素抑制活性，有望成为首个可口服的整合素靶向小分子药物，填补世界空白。

（3）新机制：通过抑制整合素，作用于下游 PI3K/AKT、ERK、JAK/STAT3 等通路，不仅抑制肿瘤生长、转移及血管新生，还能激活免疫抑制微环境，具有多种临床联合用药的可能性。

（4）高效低毒：安全性良好，而且体内外抗前列腺癌活性优于恩杂鲁胺。恩杂鲁胺等 AR 受体拮抗剂长期使用，会产生耐药性，而基于整合素开发的小分子抑制剂无潜在耐药性。

三、创新团队

项目负责人庞晓丛副主任长期致力于前列腺癌骨转移与耐药机制研究，承担了多项国家级、省部级科研项目，北京市杰出青年科学基金项目负责人，入选中国科协青年人才托举工程、北京市科协青年人才托举工程。目前以第一作者或通讯作者在国际权威杂志 *Signal Transduction and Targeted Therapy*（*STTT*）、*The Journal of the American Medical Association Oncology*（*JAMA Oncology*）等发表科学引文索引（SCI）论文 20 余篇，平均影响因子（IF）> 10，论文累计引用超 1000 次，入选"全球前 2% 顶尖科学家榜单"。在成果转化方面，已授权国内专利 4 项，国际专利合作条约（PCT）专利 1 项，软件著作权 3 项。基于相关贡献及学术影响力，担任国际基础与临床药理学联合会（IUPHAR）青年学者委员、中国药理学会临床药理专业委员会青年委员会秘书长、北京药理学会理事等。

团队负责人崔一民教授深耕新药临床试验一线近三十年，作为主要研究者先后设计实施了 109 种研究药物的 166 项药物临床试验，为国内多家生物医药企业提供新药研发和产业化服务，加速了 14 种国外创新药在国内上市，让境外新药尽早惠及中国患者；促进了 5

种国内创新药、15 种改良型新药在国内上市，为患者提供了药效增强、副作用降低或服药依从性增加等更具临床优势的药物，产生了巨大的经济和社会效益。

团队依托北京大学第一医院研究型病房、北京大学临床药理研究所，联合北京大学药学院，以 1 类抗肿瘤创新药物研究为抓手，各学科协同攻关，开展基于临床价值的新药研发，在靶点发现与确认、候选药物设计、成药性评价、新递送系统开发、临床评价等关键环节建成若干个专优特新技术平台，形成全方位、集成式新药研发与评价体系，实现创新产品的高效转化。

四、转化流程

药品研发工作于 2019 年获得国家自然科学基金青年科学基金项目支持启动，后续获得国家自然科学基金面上项目、北京市自然科学基金杰出青年科学基金项目及院内的高水平医院重大孵育项目的资助。2020 年项目获得整合素抑制剂的先导化合物 C19，并经过多次反复的结构优化，找到高亲和力及高抗肿瘤的活性化合物，于 2021 年申请发明专利，2022 年获批专利，并完成体内外活性研究、药效学评价、安全性评价及初步药代动力学研究，研究成果于 2023 年发表于 *STTT* 杂志（IF = 39.3）。在此期间，研究成果在中国医药创新与投资大会发布，并在《健康报》进行宣传报道，受邀在世界药理学大会（英国）进行大会报告，引起国内外关注。该项目成果获得第三届首都医学创新与成果转化项目展示与科技评价活动一等奖、首届首都医学科技创新成果转化优促计划赋能项目等多项奖励。该项目在北京市卫生健康委主办、北京市医药卫生科技促进中心承办的 2024 年度"首都医学科技创新成果转化优促计划"工作总结会上与百洋医药集团正式签约，合同金额 7000 万元。

五、特色分析

由于整合素作用特点及调控机制的复杂性，整合素靶向药物的研发进程并不理想。从过去靶向整合素药物研发中获得的一个重要启示是整合素药物研发的成功依赖于对整合素调控机制的深入理解和未被满足的临床需求。项目从前列腺癌治疗的难点与痛点问题出发,发现整合素是克服抗雄激素药物治疗耐药与前列腺癌骨转移的有效靶点,而整合素抑制剂有望实现对这两大"卡脖子"问题的"双重打击"。项目在对整合素抑制剂结构设计中引入"碱性"氮原子,锁定整合素使其处于"闭合"状态,更加安全有效,在去势抵抗性前列腺癌及骨转移前列腺癌适应证中具有重大临床应用前景。

前列腺特异性膜抗原靶向抑制剂的开发及核素显像探针的转化

一、临床需求

前列腺癌是全球男性高发癌症类型。随着我国人口老龄化程度的加深，发病率逐年快速上升，而且我国前列腺癌患者的早诊早治率低，中晚期比例高，预后效果差。中国前列腺癌患者每年新发约8万例，其中近1.2万例为晚期前列腺癌患者。前列腺特异性膜抗原（PSMA）靶向核素药物的出现为前列腺癌的精准诊断带来了突破性进展。作为前列腺癌特异性的生物标志物，PSMA在约92%的前列腺癌病灶中过量表达，靶向PSMA的核素显像药物可有效发现前列腺癌病灶。当前国际上该领域已有多种药物获（美国）食品药品监督管理局（FDA）批准用于前列腺癌病灶的检测，其诊断灵敏度达74%～96%，特异性接近100%。但是该类药物主要经泌尿系统排泄，由于前列腺癌解剖位置与膀胱毗邻，膀胱的高背景信号会在一定程度上干扰原位病灶的检出，影响其早期诊断和准确分期的性能。

二、产品研发

来自北京大学第一医院核医学科的科研团队基于三七素与谷氨酸竞争结合谷氨酸受体的生物学特性，经过大量筛选与优化，开发出高性能的"三七素-脲"PSMA靶向核素药物P137，亲和力高达80 pmol/L，在肿瘤摄入量及特异性方面实现大幅提升。在与"谷氨酸-脲"探针PSMA-617（2022年3月国际首个获FDA批准的PSMA诊疗一体化药物）的头对头对比试验中，P137在高灵敏度与高特异性显像的基础上，提升膀胱本底代谢清除性能近5倍，有效规避了前列腺附近膀胱本底干扰，提高了早期原发病灶诊断灵敏度，同时降低了非必要辐射损伤（Eur J Nucl Med Mol Imaging，2022，49：1030-1040）。"三七素−脲"全新结构 PSMA 靶向探针的发现突破了近 20 年 PSMA 靶向探针研究中的"谷氨酸"不可替代理论极限，阐明了全新作用机制，检测灵敏度由 85% 提升至 91%。

三、创新团队

北京大学第一医院核医学科杨兴课题组以临床需求为导向，发展高性能放射性药物研发与生物评价的创新方法，解决诊疗灵敏度与临床转化的瓶颈问题；完成了多类前列腺癌及肿瘤微环境靶向创新放射性药物的研发，实现了瞬间分泌靶点的高灵敏度在体分子影像，开展了新药临床转化的研究工作并推动了临床精准诊疗，使近 2000 例患者受益。

杨兴教授近 5 年承担各类课题 11 项，经费总额近 1400 万元。以通讯作者身份发表科学引文索引（SCI）论文 23 篇，包括临床医学领域国际权威学术期刊 *Journal of Clinical Investigation*（*J Clin Invest*）1 篇，*Nature* 旗下综合性学术期刊 *Nature Communications*（*Nat Commun*）2 篇，肿瘤学领域国际权威学术期刊 *Clinical Cancer Research*（*Clin Cancer Res*）1 篇等。授权第一发明人发明专利 10 项，完成签约价值 2000 万元的专利技术转让 1 项，实现新型核素药物临床转化研究 4 项。

四、转化流程

"三七素−脲"PSMA 靶向核素药物 P137，在完成院内临床制剂平台搭建及相关资质备案后，开展临床转化研究。在《第四类放射性药品使用许可证》和相关伦理的支持下，团队已开展 P137 临床转化试验 1700 余例，明确了低肾脏与膀胱本底的优势，诊断灵敏度提高至 91%、特异性近 100%，显著提升了前列腺癌原位病灶检测及临床分期效能，相关发明专利以 2000 万元签约价值转让云南白药股份有限公司，联合推动新药临床研究申请（IND 申请）与临床试验的开展。公司已开发全自动核素标记技术，实现符合《药品生产质量管理规范》（GMP）^{18}F-P137 规模化制剂。同时，P137 在北京大学肿瘤医院、空军军医大学西京医院等多家单位开展临床应用。

该项目于 2019 年获得国家自然科学基金面上项目的支持，2020 年完成药物设计，并于 2020 年 8 月申请发明专利，2021 年 4 月获批，相关文章于 2021 年 8 月发表在 *European Journal of Nuclear Medicine and Molecular Imaging* 期刊上。2022 年相关发明专利以 2000 万元签约价值转让云南白药股份有限公司，2022 年 11 月专利权人变更为云南白药。2023 年 7 月 24 日，联合云南白药集团成立云核医药（天津）有限公司，一期投资 1.2 亿元，正式启动核药研发平台建设。2023 年 12 月递交 IND 申请，2024 年获批 IND 并完成临床Ⅰ期安全性试验，正在启动Ⅱ期临床试验，预计 2027 年产品上市。

五、特色分析

前列腺癌作为全球男性高发癌症类型，临床需求迫切，项目针对的临床问题具有高度的现实意义和应用价值。项目在 PSMA 靶向核素药物领域实现了技术突破，提高了诊断灵敏度和特异性，解决了现有技术的不足。与云南白药的合作，利用其在药物研发、生产和市场推广方面的优势，为产品的临床转化和市场推广提供了有力保障。

该项目代表了医学科研向高价值临床转化的典型案例，转化金额达到 2000 万元，显示出其商业价值和市场潜力。"三七素-脲"类药物的研发与临床转化，填补了我国在高特异性 PSMA 新型核素探针知识产权领域的空白，并有效规避了膀胱本底干扰，成为临床需求拉动型转化的代表案例。

一种治疗肝病的中药组合物——软肝颗粒，其制备方法和质量检测方法及应用

一、临床需求

肝病是一种常见危害性极大的疾病。在我国，包括慢性肝炎、脂肪肝和肝硬化患者在内的患病人数可能超过 4.47 亿，代偿期肝硬化患者 5 年病死率 14%～20%，失代偿期肝硬化患者 5 年病死率高达 70%～86%，肝硬化进展为肝癌的比例高达 17%～51%。我国是全球肝病负担最重的国家之一。肝纤维化是由病毒性、酒精性等多种病因导致的慢性肝脏疾病的共同病理过程，是导致肝硬化、肝癌并可能造成患者死亡的必经之路。目前，全球肝纤维化患者的发病率高达 1%～2%，每年因肝纤维化相关死亡人数超过 100 万人，临床尚无特效治疗方法和西药，中医药已经成为治疗肝纤维化、肝硬化的主要手段，其可显著降低慢性肝炎、肝纤维化进展为肝硬化风险，逆转早期肝硬化。但是，中成药品种很少，饮片处方繁杂，难以满足临床需求和推广应用。研究开发抗纤维化药物已经成为解决肝病这类世界性临床问题的重要方向。

二、产品研发

项目简述：软肝颗粒是一种治疗肝病的中药组合物，含有以下中药原料药：鳖甲、赤芍、黄芪、白术、当归、丹参和决明子，还可以含有夏枯草，发明专利现已授权。

作用机制：该药物是首都医科大学附属北京佑安医院李秀惠教授及中医团队在长期临床实践中总结出来的用于治疗肝病，尤其是

慢性肝炎、肝纤维化、早期肝硬化的经验方，适用于肝胆湿热、脾气虚弱所致气虚血瘀证，具有益气活血、软坚散结作用。基础研究发现软肝颗粒抗肝纤维化具有多成分、多靶标、多通路的特点。其抗肝纤维化作用主要通过促进已活化肝星状细胞死亡和改善肝细胞炎症及氧化应激反应；通过调节小鼠的亮氨酸等氨基酸生物合成、嘧啶合成及初级胆汁酸生物合成；通过抑制 Pink1-Parkin 介导线粒体过度自噬，从而影响肝细胞的自噬等。

核心优势： 产品见效快，疗效确切，治愈率高，服用方便，优于现有产品，无不良反应，且药味少，成本低。

研究进展： 软肝颗粒已开发为北京佑安医院院内制剂，首次批准时间 2001 年，目前已在院内销售多年，具有丰富的临床人用经验。该药物目前已纳入北京市医保目录，药物临床应用现状及前景向好，将使更多患者受益。

三、创新团队

项目负责人及团队

李秀惠教授，首都医科大学附属北京佑安医院首席专家，主任医师，教授，博士（后）研究生导师。40 年来主要从事肝病、传染病的中西医临床及基础研究工作。担任第七批全国和第六批北京老中医药专家学术经验继承工作指导老师、国家临床重点专科中医肝病负责人、国家中医药管理局传染病专家组专家和中医药高水平重点学科（中医疫病学）和重点研究室学科带头人、中华中医药学会理事、肝胆病分会原主任委员。主持省部级以上课题 10 余项，发表论文 200 余篇，牵头制定指南和共识 10 余项，获得科研成果奖 16 项。

北京佑安医院

是一家以肝胆疾病、肝移植和感染性疾病诊疗为特色，集教学、研究为一体，中西医并重的具有互联网医院资质的三级甲等医院，医院在肝移植以及肝病的诊疗方面具备明显的优势，拥有丰富的肝病临床经验与创新成果，并成功推进成果转化落地，探索以多种产品形式应用于患者。

四、转化流程

研发应用方面，作为院内经验方，于20世纪90年代启动研发立项工作，2000年完成配方的设计优化，2001年8月首次批准为院内制剂，临床应用至今，2024年纳入北京市医保目录。

知识产权方面，于2012年1月21日提交发明专利申请并最终获得授权，且拥有相关系列技术秘密。

转化合作方面，该项目作为肝病尤其是慢性肝炎、肝纤维化、肝硬化治疗领域公认临床效果良好的一款药物，不断有意向机构探索转化合作。

2024年1月，启动与北京凯因科技股份有限公司转化合作工作。北京凯因科技股份有限公司是一家以肝病药物为特色的上市企业，总部位于北京，有海外资源布局。初期面临的主要困难集中在"保留医院转化权益"和"项目合法跨国"两方面。

经多轮磋商谈判，结合各方优势及诉求，针对性设计并形成了创新的转化合作模式，满足企业转化诉求的同时，保留了医院院内制剂和药物开发的权利。双方于2024年9月成功签订转化合作协议：采取专利技术实施许可方式，许可范围包括中国和新加坡，许可实施产品形式为除国内药品和院内制剂以外的形式。

五、特色分析

项目转化特色：作为北京佑安医院成功转化的首个中药项目，同时作为国内以肝胆疾病、肝移植等为特色的医院，成功转化肝病治疗临床创新项目，充分体现优势学科成果转化优势和潜力。

项目转化亮点：结合合作双方资源优势和转化诉求，保留北京佑安医院现有院内制剂市场和未来国内药物开发市场机会，同时许可北京凯因科技股份有限公司重点区域范围及重点产品形式，各取所需，且为后续进一步合作打好基础。

　　成功关键因素：综合分析，对合作双方资源、诉求的精准把控和对齐，制订出相匹配的转化合作模式，是转化合作得以成功的关键因素之一；以合法合规方式具体落实转化合作内容，是转化成功的另一关键因素。

放射性核素标记的过氧化氢酶及其应用

一、临床需求

癌症患者中 80%～90% 的死亡直接或间接归因于耐药性。缺氧驱动癌症的发展和进展，是形成免疫抑制性肿瘤微环境，以及引发肿瘤耐药性的关键因素之一。越来越多的证据表明，缓解肿瘤缺氧微环境，对增敏放疗、化疗及免疫治疗的疗效，改善肿瘤耐药有重要意义。目前已有多种方法尝试改善肿瘤缺氧，如重金属元素增敏放疗、使用 NO 模拟 O_2 的作用、血流调节剂、血管生成剂和高压氧舱等，这些策略能够短暂改善肿瘤部位的缺氧环境，增效外照射治疗，但是其作用效力不够持久，最终治疗的效果不尽如人意。

二、产品研发

与正常组织相比，肿瘤微环境通常表现出更高的细胞内过氧化氢（H_2O_2）浓度，内源性 H_2O_2 氧化为 O_2 是肿瘤供氧的有效策略。放射性核素治疗利用放射性核素（β 或 α 核素）标记的癌细胞特异性分子向癌细胞传递细胞毒性剂量的辐射，最大限度地减少对周围正常组织的损伤。且放射性核素可以通过核医学成像技术进行可视化，以评估放射性药物的靶向性，这与现有的治疗方法相比具有显著优势，符合精准治疗的战略目标。该项目拟构建可以用于晚期实体瘤治疗，同时可以持续改善肿瘤乏氧，并重塑肿瘤免疫抑制微环境的核素治疗药物。

项目在前期研究中构建了基于过氧化氢酶的放射性核素治疗探针 ^{177}Lu-CAT，体外细胞实验研究证实 ^{177}Lu-CAT 可以缓解肿瘤细胞的缺氧，提高氧分压；且肿瘤细胞诱导缺氧状态，与 ^{177}Lu-CAT 共孵育，可以提供缺氧肿瘤细胞对 X 射线的敏感性，增敏治疗效果。但是在荷瘤鼠肿瘤组织的动物成像及生物分布数据显示，^{177}Lu-CAT 在 12 h 即从肿瘤区域分布到全身，并随代谢排出。为了使核素治疗探针持久且集中滞留于肿瘤区域，项目团队进一步开发了 ^{177}Lu- 过氧化氢酶 / 海藻酸钠制剂（^{177}Lu-CAT/ALG）。海藻酸钠是从海带和马尾藻中提取出来的一种多糖高分子聚合物，其分子链中 GG 片段，可与二价金属阳离子（Ca^{2+}、Fe^{2+}、Cu^{2+}）交联，形成水凝胶。海藻酸钠符合有关生物相容性、生物降解性和毒性的安全要求，不具有免疫性、毒性或免疫原性。^{177}Lu-CAT/ALG 瘤内注射入肿瘤组织后，海藻酸钠迅速与肿瘤细胞外液中的 Ca^{2+} 结合形成水凝胶，将 ^{177}Lu 固定在肿瘤区域，明显延长治疗药物在肿瘤内的滞留时间，保证持续高效的肿瘤杀伤，且对周围正常组织的损伤较小。

三、创新团队

项目负责人及团队

杨志，北京大学肿瘤医院研究员、博士生导师。现任北京大学肿瘤医院核医学科主任，北京市核医学质量控制和改进中心主任；学术任职：国家药品监督管理局放射性药物研究与评价重点实验室主任。一直致力于肿瘤相关放射性药物的研发及临床转化工作，获批国家发明专利 17 项，实现技术转让 4 项，转让总金额为 6290 万元人民币。先后组织承担国家高技术研究发展计划（"863" 计划）国家重点项目 1 项，科技部重点研发计划、支撑计划各 1 项，国家自然科学基金 7 项，北京市自然科学基金 4 项。以第一 / 通讯作者发表文章 250 余篇，其中 SCI 文章近 150 篇。曾获得中华医学科技奖二等奖、三等奖；北京市科学技术奖三等奖；华夏医学科技奖三等奖；北京市医学科技奖三等奖。

北京大学肿瘤医院

北京大学肿瘤医院是三级甲等肿瘤专科医院，是国家肿瘤学重点学科，国家临床重点学科建设项目，肿瘤科、病理科国家临床重点专科建设项目单位；在多种中国常见肿瘤诊治方面居国内领先、国际先进水平；作为组长单位参与了胃癌、结直肠癌、肺癌、肾癌、黑色素瘤等诊疗规范的制定；主持和承担多项国家级重点研究课题，

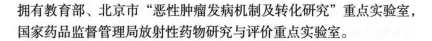

拥有教育部、北京市"恶性肿瘤发病机制及转化研究"重点实验室、国家药品监督管理局放射性药物研究与评价重点实验室。

四、转化流程

项目从 2020 年 2 月开始，与苏州大学刘庄教授团队合作，共同开发了 ^{177}Lu-CAT（ALG）分子探针，之后陆续开展了该探针在细胞水平及动物水平的安全性及有效性评价。

知识产权方面，于 2022 年 4 月 27 日申请放射性核素标记的过氧化氢酶及其应用的专利，并最终获得授权。

转化合作方面，2022 年 6 月 30 日，北京大学肿瘤医院与北京法伯新天医药科技有限公司就该项目举行了科技成果转化签约仪式，核医学科团队研发的此项科技成果以 990 万元的价格，以现金及股权的形式成功签约转让。

五、特色分析

该项目主要特色为核心机制创新：借助于放射性核素治疗技术，以过氧化氢酶为标记前体，进行治疗核素 ^{177}Lu 和标记，构建放射性核素治疗探针 ^{177}Lu- 过氧化氢酶分子探针。项目可实现将治疗核素更长时间地滞留于肿瘤区域，减少对周围组织的损伤；放射性核素治疗除了直接破坏癌细胞外，辐射还可以激活免疫反应，这种现象被称为"原位疫苗接种"。该项目联合免疫佐剂、免疫治疗等，增强肿瘤的免疫效应，达到对远端肿瘤、转移瘤或复发肿瘤的抑制。

与 ^{125}I 粒子源植入技术相比，此技术不需要取出粒子，可以通过生物代谢排出体外，安全性更高；^{90}Y- 微球经动脉介入栓塞技术主要应用于肝癌的治疗，而 ^{177}Lu- 过氧化氢酶除了用于肝癌治疗外，还可以用于乳腺癌、宫颈癌、肾癌等多种不能手术或者耐药晚期实体瘤患者的治疗，打破晚期实体瘤治疗不可及的困境。此外，^{177}Lu- 过氧化氢酶可有效地持续改善肿瘤乏氧状态，这是 ^{125}I 粒子源植入技术以及 ^{90}Y- 微球经动脉介入栓塞技术都无法做到的。

基于极具创新的核心技术，该项目的转化金额可观，流程顺畅。

新药研发与转化：针对慢性诺如病毒感染的创新孤儿药

一、临床需求

慢性诺如病毒感染对器官移植患者，尤其是肾脏移植患者，构成了严重威胁，是导致器官排斥和死亡的关键因素。其年发生率为3%～5%，患者平均患病期达9个月，在此期间，患者会出现腹泻、呕吐等症状，小肠屏障受损，死亡率为3%～25%，且感染后5年内器官排斥比例高达约70%。当前的治疗手段，如生理盐水及营养物质输液或减少抗排斥药物使用，无法有效预防或治疗该感染。随着器官移植手术数量的不断增加，患病人数呈上升趋势，然而临床上却缺乏有效的治疗药物，迫切需要新的治疗方法来改善这一现状，降低患者感染率，提高生存率。

二、产品研发

德益阳光 Prosit Sole 公司针对慢性诺如病毒感染导致的器官排斥问题，研发了 PSP0011 和 PSP0012 两种创新生物药物。PSP0011为鼻喷给药的干扰素 λ 嵌合体，PSP0012 是皮下注射的长效干扰素 λ 嵌合体。它们基于优化的三型 IFNλ 设计，属于新型干扰素，具有独特的药效和良好的耐受性。

IFN λ /IL29 的独特抗病毒和抗炎特性是这两种药物的核心创新之处。其主要作用于上皮细胞，避免引发炎症反应，与传统干扰素（如 IFN α / β）不同，在激活下游抗病毒途径方面虽与 IFN α / β 相似，但受体分布集中在上皮黏膜细胞和部分免疫细胞，不会像 IFN α / β 那样诱导明显的干扰素调节因子 1（IRF1）依赖性炎症免疫反应，实现了抗病毒与抗炎的平衡。

PSP0011 已完成临床 I 期试验，PSP0012 已完成临床 I a 期试验。这两款药物具有低免疫原性、高专利性和高命中率等优势，这得益于公司自主研发的单域抗体亲和蛋白（ODAA）和双特异性单域抗体亲和蛋白（OSAA）平台。该平台可实现单域和双分子蛋白激动剂／拮抗剂的研发、生产和优化，通过构建嵌合体库和分子筛选等技术手段，为药物研发提供了有力支持。公司的自有蛋白质工程平台拥有全球专利保护，有效降低了注册风险，保障了药物研发的顺利进行。

三、创新团队

德益阳光 Prosit Sole 公司的创新团队由细胞因子和生长因子领域的全球领先专家组成，涵盖生物学、蛋白质工程和药物研发等关键领域。团队由具有国际药企背景的资深科学家和行业领袖领衔，包括曾在诺和诺德担任研发总监、生物科技公司 ZymoGenetics 的资深科学家以及在安进（Amgen）公司担任医学总监的专家等。这些成员凭借丰富的科研实力和国际视野，利用公司的 OSAA 和 ODAA 平台，成功构建了具有自主知识产权的研发、生产和优化平台，为项目的推进提供了坚实保障。

四、转化流程

公司于 2013 年成立，2016 年成功搭建 OSAA 平台并开发两个临床前分子。2019 年申报 PSP0011 的 IND 申请并启动 A 轮和 B/B＋轮融资，共筹集 900 万美元。2021 年 PSP0011 在美国完成首次人体给药，同年与爱美客（Imeik）公司达成价值 250 万人民币的商业合作。2022 年进一步拓展合作，与 Imeik 和美国 VIR 公司分别达成价值 250 万美元和 180 万美元的合作。

公司采用与国际药企合作的模式，包括授权使用和联合开发，如 PSP0011 与 VIR 公司的合作以及 PSP0012 与 GSK 公司的洽谈等。这种合作模式为公司带来资金支持，加速了药物研发进程，成功将研究成果转化为具有商业潜力的产品，为患者提供了新的治疗选择，展示了公司在生物医药领域转化合作方面的卓越能力。

五、特色分析

此案例是医学科研向临床应用转化的成功范例。通过与国际药企合作，实现了高额的转化金额，凸显了科研成果的商业潜力。基于临床需求研发创新药物，成为临床需求驱动型转化的代表，为罕见病药物研发和转化提供了宝贵经验。

德益阳光 Prosit Sole 公司在慢性诺如病毒感染治疗药物研发方面的成果，为生物医药行业在罕见病治疗领域提供了重要的参考和借鉴，有望为患者带来新的希望和治疗选择。

3D 细胞及类器官培养非动物源 Celltrix™ 基质胶项目

一、临床需求

基质胶是 3D 细胞培养及类器官培养必不可少的材料，目前基质胶市场被境外产品占据，且都是动物来源，不适合临床应用。格林微纳非动物源新型高附加值 3D 细胞培养基质胶不仅能实现国产化替代，更是对上一代基质胶的优化和迭代，能彻底解决类器官及 3D 细胞的临床应用的"卡脖子"问题。例如，考虑到每年新增的 500 万癌症患者，如果每位患者需要 10ml 产品，每 10ml 定价为 2500 元，那么潜在的市场规模将达到 125 亿元。这一数据凸显了基质胶在满足临床需求方面的重要性。

二、产品研发

Celltrix™ 基质胶是由格林微纳自主研发且自主生产的一种非动物源且成分明确的新型基质胶，其相比于动物源基质胶在性能、使用便捷性、批间稳定性、工艺放大稳定性、自动化兼容性等方面具有无可比拟的优势，带来全新的 3D 细胞培养体验。

产品依托纤维素材料及核心技术生产的纤维素基质胶是微纳米纤维素在生命科学领域的重要应用之一，由于材料本身具有天然的三维纳米纤维结构和良好的生物相容性，具有许多独特的理化和机械性能及良好的生物相容性和可降解性等特性。同时纤维素本身具有高结晶度、高抗张强度和弹性模量，这些特性使微纳米纤维素满足基质胶的各种需求，依托于微纳米纤维素产业平台的建立，结合生物酶解与机械加工方法，可制备出结构明确、批次间稳定、规模化、低成本的 3D 细胞培养基质胶，建立百千克级纤维素基非动物源 3D 细胞培养基质胶生产线。

基于纤维素基质胶的制备，可根据肿瘤药物筛分、类器官培养、干细胞治疗等不同原代细胞特点，制订个性化的 3D 细胞培养方法与步骤；针对类器官自动化标准培养与大规模药物筛选对基质胶的特殊流体力学要求，开发可于室温存储、使用不受温度限制的专用基质胶及 3D 细胞培养基组方。

三、创新团队

项目的核心团队拥有全球唯一实现产业化溶解体系的独立知识产权，发明了两种全球公认纤维素处理能力最强的溶解体系，发表论文数百篇，个人专利百余项，海外专利十余项，有着深厚理论研究基础，并有大量成功产业转化经验。

创始人张军，中国科学院化学研究所研究员，中国纤维素行业协会技术工作委员会副主任、中国化学会纤维素专业委员会副主任，发明两种全球公认纤维素溶解能力最强的离子液体。

创始人田卫国，中国科学院化学研究所副研究员，博士，中国科学院青促会工程与技术创新优秀青年人才，中国化学会纤维素专业委员会委员，主持国家自然科学基金 2 项。

首席执行官李涛，在食品、化工及半导体产业领域拥有丰富的领导经验，曾任丹纳赫 PALL（中国）微电子事业部总经理，研发、工程、运营经验丰富，领导丹纳赫微电子事业部 5 年业绩翻三番。

生产负责人张晓煜，世界首条清洁工艺纤维素膜千吨线项目负责人，曾任山东恒联新材料股份有限公司副总经理，负责主持"以离子液体为溶剂的再生纤维素薄膜制备技术"项目。

四、转化流程

产品背后的核心团队是中国科学院化学研究所科研团队，对纤维素多年研究积累，掌握国际先进的绿色溶剂法制备微纳纤维素技术，拥有全球唯一实现产业化离子液体溶液独立知识产权，2022 年底成立公司逐步实现产业化，2024 年 3 月获得一项自主研发实用新型专利——一种用于制备生物制剂材料的胶体磨，产品相关专利也在逐步申请中。研发及营销中心落地北京，基质胶产品完全具备商业化落地条件，已具有企标备案。2024 年 8 月，Celltrix™ 基质胶正式上市。基质胶产品的商业化落地目标如下：在生命科学领域，保守估计年销售额为 300 万，目标达到 600 万，力争冲刺 800 万。其中，基质胶产品的销售目标为 600 万，而合同研究组织（CRO）服务的销售额目标为 200 万。

五、特色分析

项目团队掌握国际先进绿色溶剂法制备微纳纤维素技术，拥有全球唯一实现产业化离子液体溶液独立知识产权，持续的技术研发和创新能力为项目提供了持久竞争优势，确保产品的有效性和安全性。该产品的目标客户主要为医疗机构、科研单位，与他们密切合作，促进了信息和资源的共享，提升了转化的效率。地区政府通过提供政策支持和资金保障，有效地促进了科研成果的转化和商业化，为项目的落地提供了坚实的基础。

第二章

医疗器械研发与转化

一种防压和安全分离功能的自动化腹膜透析机管路

一、临床需求

我国终末期肾脏病治疗负担日益加重，预计 2030 年将有 300 万余例透析患者。与血液透析相比，腹膜透析长期生存率相当，但患者的社会回归率更高，具有显著的卫生经济学优势。腹膜透析可分为手工与自动化腹膜透析。与手工方式相比，自动化腹膜透析具有透析操作更便捷、透析处方调整更灵活、透析充分性更容易达标、腹膜炎发生率更低等优势。同时，自动化腹膜透析多于患者夜间睡眠时进行，对其日常工作、学习等社会活动影响较小，在临床上自动化腹膜透析正惠及越来越多的终末期肾衰竭患者。

但是，在夜间睡眠过程中，患者身体需要通过腹膜透析机管路与腹膜透析机保持连接，造成管路挤压、如厕不便及增加管路相关感染风险等诸多不便。因此，临床上急需一种可以防压和安全分离的自动化腹膜透析机管路。

二、产品研发

项目简述：产品由北京大学第一医院肾脏内科腹膜透析中心董捷教授及其团队研发，是基于多年临床观察与实践，提出的一种具有防压和安全分离功能的自动化腹膜透析机管路。

设计思路与结构：产品的设计方案包括腹膜透析机出液管件、管状支撑体和弹性密封塞。管状支撑体套设在腹膜透析机出液管件的外周，为圆环支撑体结构，减少管路被压扁的可能性；腹膜透析机出液管件包括管状主体以及突出于管状主体外表面、与管状支撑体紧密契合的卡槽结构；弹性密封塞设于管状主体的出液端内，且弹性密封塞上设有狭缝，外接短管的端部能够穿过狭缝与腹膜透析机出液管件螺纹连接，使管路实现安全、无菌的短暂分离，尤其便于患者如厕等情况，降低感染和管路损伤风险。

核心创新与优势：产品结构简单、操作方便，患者可独立完成操作，通过防压设计保障了腹膜透析治疗的顺利进行，同时提升了患者的睡眠质量。安全分离的设计降低了管路污染风险，为方便患者上下机提供了全新的解决方案，是一项具有重要临床价值的技术创新。

研究进展：产品已获得专利授权，现阶段正进行样机开发，未来计划开展注册前临床预试验，以进一步验证其临床应用效果。

三、创新团队

项目负责人及团队

董捷教授，北京大学第一医院肾脏内科副主任，腹膜透析中心主任。近 10 年来，腹膜透析课题组在董捷教授的领导下，聚焦临床医患双方需求，全面提升腹膜透析技术的有效性和安全性，展开了系列设备的研发和创新，并拥有较为丰富的转化经验。目前已获得实用新型专利 12 项，发明专利 2 项，软件著作权 6 项；其中 5 项成功转化，共 180 万转化额，曾荣获教育部新世纪优秀人才国际腹膜透析学会青年突出贡献奖、中国医学科学院健康长寿创新大赛奖项、荣耀医者青年创新奖等多个奖项。

腹膜透析团队是国际腹膜透析学会官方授权的全球 Fellowship 培训中心，是全国各级医院的腹透专业医护培训基地，在国际和国内拥有良好的学术声誉和行业引领地位。2016 年在全国牵头成立的腹膜透析互联网医疗管理平台协作组，覆盖 20 余个省、自治区、直辖市 50 多家医院的 500 名医护人员，管理超过 2 万例腹膜透析患者。

四、转化流程

研发立项：结合研发团队多年的临床经验，研讨自动化腹膜透析的临床诊疗痛点，确定了研发方向。

初步设计：基于研究国内外腹膜透析市场和研究进展，重点分析了当前腹膜透析管路在安全性和便捷性方面的不足。于 2023 年 4 月提出初步设计方案，并评估该技术的市场潜力和应用前景，明确项目的市场定位和技术优势。

知识产权保护：结合临床实际场景，经过多次工程设计优化，于 2023 年 10 月 7 日提交实用新型专利申请，并于 2023 年 12 月 1 日获得授权。

转化合作：综合评估企业研发实力和合作意愿，最终选定广东宝莱特医用科技股份有限公司作为合作伙伴。该公司是一家专注于医疗器械研发生产及销售的国家高新技术企业，为透析设备提供全产业链产品。

经过多轮商务谈判，于 2023 年 12 月 7 日成功签订转化协议：转化金额为一次性转让费 50 万元人民币，并约定在产品上市后，可另行就销售提成方式与比例签订书面协议。

五、特色分析

项目临床定位清晰：相较于传统的治疗手段，产品结构简单、操作方便，患者可独立完成操作，能显著提升患者生活质量。项目来源于多年临床经验积累，是典型的临床需求驱动型项目，作为临床普遍需求的低值耗材，具有清晰的临床定位。

团队研究基础扎实：北京大学第一医院在肾脏病领域具备较强的科研实力和丰富的临床诊疗经验，能为项目提供坚实的技术支持，提升了项目转化落地的可能性。此外，项目团队在该项目上所采取的专利保护策略与深入的市场需求分析相结合，有效提升了企业的合作兴趣，确保了技术的独特性和竞争优势，并在合作后持续推动样机的开发，确保项目进展符合预期，降低转化风险。

转化合作路径创新：精准链接企业资源，广东宝莱特医用科技股份有限公司结合自身腹膜透析领域的战略，合作意愿较强。项目双方明确了自身转化需求，医院方希望保留部分市场权益以确保后续的研发工作，同时企业方则希望减少前期投入，降低投资风险。双方结合自身需求，采取专利权转让成果转化模式，实现双方利益最大化，确保项目顺利转化落地。

冠状动脉介入治疗术中造影剂回收装置

一、临床需求

冠状动脉粥样硬化性心脏病（冠心病）是一种因冠状动脉狭窄引起心肌缺血的疾病。该疾病引发的死亡已经成为发达国家及发展中国家的首要死因。目前临床中对冠心病诊断的最重要手段就是冠状动脉造影。这是一种利用导管精确插入冠状动脉，再向冠状动脉内注射含碘造影剂的技术，并通过 X 线进行显影，从而判断冠状动脉狭窄的程度。这项技术是诊断冠心病的金标准，在临床中有极其广泛的应用。

冠状动脉造影技术中使用的含碘造影剂完全通过肾脏代谢，在代谢过程中对肾脏存在毒性作用。冠状动脉造影术中需于冠状动脉内多次注射含碘造影剂以使得冠状动脉显影，而含碘造影剂在进入血液后经冠状动脉流入冠状静脉系统后，经右心房进入腔静脉系统并经肾动脉进入肾代谢，在流经肾脏以后，因含碘造影剂的特性，会造成急性肾功能损伤，称之为造影剂肾病（contrast-induced nephropathy，CIN）。造影剂肾病是医院获得性急性肾损伤（AKI）的第三大原因，仅次于肾灌注量不足和使用肾毒性药物。考虑到造影剂肾病的危险因素非常常见，在接受冠状动脉造影的患者中有大量造影剂肾病高风险人群，而这一比例随着我国人口老龄化的进程会进一步增多。所以如何有效防治造影剂肾病，减少肾脏损害，预防肾脏终点（透析）对于患者个人及社会都具有重大意义。

二、产品研发

心脏是具有独立循环系统的器官，循环入口为冠状动脉开口。血液或药物在进入冠状动脉后经微循环进入心肌，再回流至冠状静脉系统，最后通过冠状静脉窦进入右心房。理论上，只要控制冠状静脉窦血流，就可以分离进入心脏的药物，而且控制药物不进入体循环。

基于此，产品研发团队设计一种通过在冠状静脉窦放置导管并进行球囊封堵下引流、过滤造影剂并回输血液的装置，解决冠脉造影及介入治疗手术中造影剂在体内滞留而引发造影剂肾病的难题。装置相对于其他预防造影剂肾病的方式有着根本性的不同。其他治疗方式在一定程度上是补救措施，通常在造影剂已经对肾脏造成影响后才会采取措施。而通过本装置，可有效回收分离进入心脏的造影剂，最大程度上避免造影剂进入肾脏，从根本上避免造影剂肾病的发生。

产品包括一根头端带有封堵充气球囊，可调弯的冠状静脉窦插管导管和后端的造影剂过滤及自体血回输系统。通过上述系统联合工作实现造影剂过滤，避免肾脏接触造影剂。

三、创新团队

该项目概念最早由北京大学第一医院心内科提出，由心内科贺鹏康副主任医师、金汉主治医师等进行专利申请及最初样机制造尝试。过程中项目组与北京中科盛康有限公司合作，联合团队此后推进样机制造及动物实验工作，并于2024年完成最初一批动物实验，在动物实验中验证了产品工作流程，并证明工作原理可行。

四、转化流程

2022—2023年，团队初创成员提出产品概念。

2023—2024年，团体成员完成图纸及专利申请。

2024年至今，获得专利授权，与北京中科盛康有限公司完成转化。

五、特色分析

原创性高：产品创新性强，目前市场中无类似产品。随着我国进入老龄化社会，冠心病合并肾功能不全的患者数量预计将显著增加，产品可预防该类患者在接触造影后出现肾功能损伤，受众广，填补市场空白，市场发展潜力大。

实用性强： 产品切中临床需求，立足解决临床问题。产品工作原理简单可靠，设计巧妙，通过头端球囊、可调弯导管及头部实时测压可实现冠状静脉完全封堵。同时后端吸附过滤及自体血回输系统可避免弃置血液后造成患者失血、贫血。上述特点使得产品实用性高，易于被医生及患者接受。

转化精准： 产品在考虑进行转化时提前对企业特点进行调查。最终转化企业资金雄厚，技术实力强。转让金额 50 万元。该企业既往产品线专注于透析及血液净化相关项目，与产品重合度高，有益于后期产品进一步改善与最终进入临床。

高精度微创血管介入手术机器人

一、临床需求

心脑血管疾病因"三高"人群增加，已成为全球焦点，尤其在中国，其发病率、复发率和致死率均居高位。血管介入手术虽以创伤小、恢复快等优势在心脑血管疾病治疗中占重要地位，但还是有稳定性和精确性不足增加患者风险，医生长期接触 X 射线带来健康风险，基层医院介入手术医生培养难、水平不一等缺点的存在。因此，研发出一套能够减少医生辐射伤害、增强手术操作稳定性和标准化、能够搭载人工智能辅助软件提高手术精确性的手术机器人操作平台对提升心脑血管疾病治疗的临床效果具有重要意义。

二、产品研发

在研发高精度微创血管介入手术机器人的征程中，首都医科大学附属北京天坛医院神经外科团队聚焦于突破传统介入手术的局限。设计上，团队追求构建一个高度自动化、主从隔室操作的平台，该平台能确保精准定位与精细操作，同时大幅削减术中辐射，保障医生健康，还可以搭配人工智能辅助功能，融合手术室内各种仪器的信息，辅助医生更高效地做出判断，提高手术成功率，也提升手术质量并减少并发症。

项目的核心创新点主要有三方面。首先，机器人采用主从隔室操作模式，颠覆了以往的介入手术操作术式，减少医生在手术过程中 X 射线下的暴露时间，减少辐射量；其次，机器人系统融合了尖端传感器技术、人工智能算法与精密机械设计，即使医生在远程操作下，亦能实时复刻医生操作动作，实现精细的血管介入操作。最重要的是，机器人系统作为一个平台，搭建机器人具身智能，实现感知-决策-操作，辅助医生在手术操作过程中做出精准判断。

　　就创新与技术壁垒而言，该项目已实现国际领先。技术路线全面覆盖基础研究至临床应用，包括理论模型建立、实验室原型开发、动物实验验证及人体临床试验等。至今，项目已取得多项关键技术突破，并申请14项专利，确保技术独立与先进。随着研究深入，团队预期将进一步提升系统性能，并探索其在其他领域的潜在应用。此项目不仅致力于解决当前医疗挑战，更旨在为未来医疗技术树立新标杆，引领微创血管介入手术进入全新时代。

三、创新团队

项目负责人及团队

　　李佑祥教授，现任首都医科大学附属北京天坛医院首席专家，身兼主任医师、教授及博士（后）研究生导师多重职务，深耕出血性脑血管疾病血管内介入栓塞的基础与临床研究。李佑祥教授社会职务广泛，包括中华医学会神经外科学分会介入专业组组长、北京医师协会神经介入专科医师分会会长等。

　　李佑祥教授参与并主导多项国家级科研项目，如"863"计划、国家重点研发计划等，累计立项经费高达6584万元。李佑祥教授在学术研究上成果斐然，以第一作者或责任作者身份在国内外核心期刊发表专业论文近300篇，其中SCI论文89篇，含中国科学院一区论文近20篇，并荣获国际及中国发明专利与实用新型专利三十余项。近十年来，屡获殊荣，包括教育部科技进步奖一等奖、中国医疗器械创新创业大赛一等奖等8项国家级及省部级奖项，同时主编或主译多部专业著作。

北京天坛医院

　　作为三级甲等综合医院，以临床神经科学发展为引领，是国家神经系统疾病临床医学研究中心等多个国家级中心及研究所的所在地，并承担多项国家改革试点任务。医院在国家卫生健康委三级公立医院考核中连续五年获得A＋及以上等级，积极推动科研成果转化落地，展现出卓越的医疗实力与科研创新能力。

四、转化流程

研发应用方面：2017 年，北京天坛医院作为项目承担单位，李佑祥教授作为项目负责人，科技部重点研发计划"高精度介入手术机器人产业化及示范应用研究"正式立项，2023 年 8 月获得全球首个神经介入手术机器人医疗注册证，目前已在全国多家三甲医院进行试用，商谈采购意向，其中多家医院已进入院内采购流程。

知识产权方面：自 2017 年，项目组陆续提交机器人相关发明专利、实用新型专利共 14 项，陆续授权，对手术机器人技术形成严密保护。

成果转化方面：项目作为科技部重点项目，一个最重要的考核指标就是取得医疗注册证，2018 年在中关村成立转化公司，并于 2023 年 4 月，成功签订转化合作协议：采取技术转让（专利实施许可）的方式，许可费用 2000 万元人民币，许可范围为中国大陆境内（不含港澳台地区）。

五、特色分析

项目转化特色：作为北京天坛医院成功转化的医疗器械项目，同时作为国内以临床神经科学发展为引领的特色医院，成功转化脑神经治疗临床创新项目，充分体现优势学科成果转化的优势和潜力。

项目转化亮点：项目依托资深专家、丰富临床数据及专利积累，转化策略上紧密贴合临床需求，明确应用场景与发展路径，有效地将临床痛点转化为医疗器械解决方案，打开市场，推广应用。

项目转化成功归因于：李佑祥教授团队的深厚专业背景，政府与行业多方资金支持，知识产权的有效保护，以及与多家医院和企业的紧密合作。医工结合不仅加速了技术的临床验证，也为后续广泛应用奠定基础。多因素协同作用下，高精度微创血管介入手术机器人成功从科研走向市场，成为患者福祉的重要推手，彰显了医学科研成果转化的巨大价值。

弹性波正压振荡通气模式技术

一、临床需求

弹性波正压振荡通气排痰技术的临床需求主要源于呼吸系统疾病患者，尤其是痰液黏稠且排痰困难的重症患者。肺部感染、慢性阻塞性肺疾病（COPD）、急性呼吸窘迫综合征（ARDS）等疾病中，痰液无法有效排出会导致气道阻塞，进而加重呼吸困难和感染风险，甚至导致窒息及死亡。当前，传统排痰方法效果有限，尤其对重症患者，其效能无法满足临床需求。据统计，COPD在全球范围内的发病率高达11.7%，是导致全球死亡的重要原因之一。此外，随着老龄化加剧，患有慢性呼吸道疾病的人群将持续增加。因此，开发一种更高效、非侵入性的排痰技术对提高患者生存率具有重大意义。

二、产品研发

弹性波正压振荡通气模式（EWPOV）是一种创新的排痰呼吸支持技术，其研发结合了泡沫驱动原理与高频气流振荡，旨在为患者提供一种高效的肺部黏液清除方法。产品设计思路基于肺泡内痰液的泡沫化原理，通过高频气流振荡作用使痰液形成泡沫，利用呼气压力将其排出。这种技术尤其适合于痰液黏稠且咳嗽能力较弱的患者。

产品的核心创新点在于：结合了传统正压通气与高频振荡通气模式，利用石油化工领域的泡沫驱动技术，创新性地解决了痰液排出难题。这项技术能够在非侵入情况下实现痰液的有效排出，显著改善了传统排痰方法在效果和操作便捷性上的不足。EWPOV已经通过了91例成人患者的临床验证，证实了其在安全性和有效性上的显著优势。与现有的高频胸壁振荡技术和咳痰机辅助技术相比，EWPOV 技术更加智能化，操作简便，且具备更高的临床适用性。

三、创新团队

项目由首都医科大学附属北京世纪坛医院的王天成主任领导。王天成主任具备丰富的呼吸系统疾病治疗经验，是新生儿及早产儿危重症救治领域的专家。团队成员涵盖重症医学、儿科、新生儿科及医学工程等多个领域，团队的多学科背景为项目的成功研发奠定了坚实基础。

团队依托北京世纪坛医院和北京航天长峰股份有限公司的科研转化平台，具备雄厚的医工结合资源和临床试验能力。北京世纪坛医院提供了先进的设备和丰富的临床资源，确保了项目的顺利进行。北京航天长峰股份有限公司则在呼吸机设备研发上提供了关键技术支持。团队在 2020 年疫情期间组织了紧急科研攻关，并成功完成了智能化排痰呼吸机的初步研发，获得了北京市科委的支持，体现了项目在医工结合和转化应用上的显著优势。

四、转化流程

弹性波正压振荡通气模式的研发始于 2020 年，得到了北京市科委创新课题支持。项目组与北京航天长峰股份有限公司合作，于 2021 年成功研制了型式样机，并在 2021 年底完成了动物实验验证。随后，项目进入临床试验阶段，成功对 91 例患者进行了验证，证明了其临床安全性与有效性。2023 年，项目通过北京市科委的验收。2024 年 7 月，项目入选北京市医药卫生科技促进中心首都医学科技创新成果转化优促计划，2024 年 9 月，项目在全球服务贸易峰会的健康卫生专题展览上取得了良好的展示效果，并与北京航天长峰股份有限公司签订了技术转化意向书，确定了专利实施许可的 1000 万元合作意向。目前，项目团队正在积极推进国家药品监督管理局的Ⅲ类医疗器械注册申请，于 2024 年底实现产品正式上市。

五、特色分析

该项目作为典型的医工结合科技成果转化案例，具备多个创新和转化特色。

首先，EWPOV 技术实现了传统呼吸支持设备向智能化排痰技术的升级，是基于临床需求驱动的创新医疗技术。其基于泡沫驱动的排痰原理具备显著的技术壁垒，解决了传统排痰方法操作繁琐、效果有限的缺陷，体现了跨学科技术整合的能力。

转化过程中，项目得到了政府和多方机构的支持，特别是北京市卫生健康委和科学技术委员会的大力推动，使得项目在转化过程中具备显著的政策和平台优势。

项目的成功还得益于技术团队卓越的科研能力与合作模式。医院和企业在资源整合、技术研发和市场推广上的密切合作，为项目顺利上市提供了保障。

多脯氨酸剪切因子在预测髓系白血病化疗反应性和评估危险度分层中的应用

一、临床需求

急性髓系白血病（AML）是一种进展迅猛的恶性血液肿瘤，5年生存率约30%。该病异质性强、患者个体差异大，临床为了获得更好的治疗效果，在患者用药前会通过"危险度分层"给不同预后的患者分类，根据患者的危险度制订治疗方案，以获得更好的治疗效果。患者的危险度分层越早、越精准，临床上的治疗则越主动，治疗效果越好。

现有临床上主要采用欧洲白血病网络（European Leukemia Net, ELN）及世界卫生组织（WHO）预后分层系统，但是 ELN 和 WHO 分层在使用过程中存在不能实现所有患者的精准诊疗、分层结果的周期较长、不能评估和预测患者化疗耐药情况和不能定量分层等明显缺陷，严重影响了急性髓系白血病患者的临床诊疗。目前临床亟需一种能够克服上述缺陷的精准、高效、可量化的分层方法及产品。

二、产品研发

设计思路：项目定位为一款与耐药相关的"泛表达基因"靶点做预后分层的 PCR 试剂盒。如此便可覆盖 AML 全亚型实现对中危组和正常核型急性髓系白血病（CN-AML）的分层、具有化疗反应性预测功能、简单、快检、可定量的体外诊断产品（IVD）；弥补现有分层体系的不足。

研发关键历程：这种全新的"泛表达基因"靶点，只能从原始研究中获得而非简单的测序发现；而且靶点需要经过基础研究和临床研究的验证，应有较高诊断 / 预后评估效能。同时，由于其泛表达的特点，也对基因阈值的建立提出了较高的要求。

课题组之前筛选到了一批针对敏感和耐药细胞差异蛋白的单克隆抗体。钓取这些抗体的靶抗原，通过药敏实验和增殖凋亡相关实验，从基础研究角度筛选出一个能够影响 AML 细胞耐药性，并且在机制上处于信号上游的基因。随后对该基因进行了临床验证，在敏感和难治复发患者中有很高的诊断耐药和预后评估的效能；并且这个基因对中危组和 CN-AML 患者的预后分层效能非常高；符合产品设计预期。

研发进展： 通过比较预后评估效能，团队发现单基因的预后评估效能比现行危险度分层更高。由此，针对该基因靶点和企业共同研发了体外诊断试剂，建立了全新理念的 AML 预后分层模型。

三、创新团队

团队主要负责人概况： 任思楣，医学 / 理学博士，北京医院、国家卫生健康委临床检验中心研究员，北京协和医学院博士生导师。2010 年博士毕业于中国协和医科大学血液学研究所血液病医院肿瘤药理学专业，之后一直在北京医院、国家卫生健康委临床检验中心工作，开展血液病分子诊断和靶向治疗的相关研究。主要研究领域为髓系疾病的分子诊断、预后分层新靶点的发现与评估；高侵袭性靶点在疾病发生和进展中的分子机制研究。近年来主持国家级、省部级课题 10 项；相关成果发表论文二十余篇，包括药学、检验学顶级期刊 *Drug Resistance Updates*、*Clinical Chemistry* 等杂志；著有高被引论文，研究成果被美国指南引用；授权发明专利 2 项，完成成果转化 1 项。现为国家药监局医疗器械审评中心咨询专家，国家自然科学基金委、科技部、北京市科委、北京市自然科学基金委、北京市卫生健康委等评审专家。

科研转化平台概况： 北京医院是一所以干部医疗保健为中心、老年医学研究为重点，向社会全面开放的医、教、研、防全面发展的现代化综合性医院，是直属国家卫生健康委的三级甲等医院，是中央重要的干部保健基地。医院拥有肿瘤等老年相关疾病诊治丰富经验，并成功推进多项成果转化落地，探索以多种产品形式应用于患者。国家卫健委临床检验中心是国家临床重点专科建设项目所在地，也是北京市临床检验工程技术研究中心。中心以临床检验质量控制和改进为主要方向，承担全国临床检验质量管理与控制工作。此外，在参考方法和参考区间建立、新靶点发现与验证、检测新技术和新体系建立方面同样成绩突出，多年来相继完成多项科技成果转化落地。

四、转化流程

2010—2014 年，筛选耐药相关的多功能蛋白和泛表达基因；针对蛋白进行专利保护。

2014—2017 年，通过细胞表型、功能和机制研究，遴选出 3 个位于信号通路上游、耐药相关的泛表达基因；针对基因进行专利保护。

2015—2022 年，临床验证和临床研究，确定其中一个诊断效能最高的泛表达基因靶点。

2021—2023 年，与企业合作建立超敏检测体系、合作开发泛表达基因体外检测体系、合作开发体外诊断试剂盒。

2022—2023 年，转化合作链接、转化谈判、2023 年底转化落地（转化金额为 80 万＋8% 的产品销售提成）。

2023—2024 年，课题组在单基因靶点基础上开发泛表达基因组合产品，并对组合产品完成专利保护。

五、特色分析

项目临床和市场定位清晰：相较于感染性疾病、慢病和其他实体瘤等疾病，血液病发病率低，市场占有率低，少有企业愿意转化血液系统疾病的 IVD。然而，血液肿瘤发病率虽低，但化疗疗程多，而且患者每个化疗疗程后都需要接受耐药和预后评估。通过挖掘血液肿瘤的特点和其潜在的巨大市场，给转化企业增加了信心。

项目转化策略创新合理：项目研发的靶点具有原始创新性，高创新性带来高转化风险，降低了企业的转化意愿。鉴于此，项目采取了"以老带新"的产品整合模式，积极将该靶点纳入现在临床常规使用的融合基因试剂盒和现有分层中以提高联合诊断／评估效能。从这个角度研发产品和洽谈转化，大大降低了企业对新产品的不确定性，提升了转化意愿。

转化合作企业挖掘精准到位：项目最初与几家 IVD 企业谈判转化，但转化金额不尽如人意。进一步分析产品的特点，团队认为这个单基因靶点本就是为了实现更精准的诊断和预后评估的，所以除了靶点的创新，团队进一步将潜在的转化企业范围从 IVD 企业扩大到了仪器企业。通过与仪器企业开展科研合作这个契机，在将转化靶点现有的实时荧光定量 PCR（qPCR）方法升级为数字 PCR 法（ddPCR）的同时，也完成了转化，将原有的转化金额提高了 1 倍，从而成就了这个原创性单基因靶点体外诊断试剂与仪器企业合作的范例。

一次性粪便专用引流管的研发和产业化

一、临床需求

大便失禁是一种常见的健康问题，这种情况可能发生在任何年龄的人群中。随着人口老龄化的加剧，大便失禁的发病率呈上升趋势，其发病率可能达到 5%～10%。而在医院内，尤其是卧床、失能和急危重症患者中，失禁发生率高达 17%～53%。在国际上，大便失禁的发病率也有类似的趋势。

大便失禁不仅会增加皮肤损伤和感染概率，还会引发心理上的焦虑和自卑，影响日常生活的多个方面；同时给实施护理的人员造成巨大的工作量和心理压力。目前市场上的护理产品以拉拉裤、纸尿裤居多，并无专用产品，难以解决患者大便失禁带来的危害。全球失禁性皮炎管理市场规模约为数十亿美元，并且随着人口老龄化逐年加剧，如何更好地收集引流粪便成为研究的重要方向。

二、产品研发

项目简述：产品由软管、吸盘、收集腔、阀门、冲洗管组成，具有更贴合、更亲肤、更便捷、更稳定的优点，能有效防止患者皮肤损伤和感染的发生。同时产品降低异味、更多地保护环境和家人健康，极大减轻医护人员和家属护理负担。

作用机制：将一次性粪便引流管底盘粘贴在患者肛周，外接负压（−30mmHg～−40mmHg），即可收集和引流粪便，减小粪便对周围皮肤的刺激，以及护理者的不适体验和环境影响。操作简单，省时省力。

核心优势：①内圈负压环：极大减少脱落发生；②功能齐全：收集冲洗＋氧疗／烘干＋直肠给药；③一体设计：AB 背胶设计，操作便捷，减低护理工作量；④四叶草底盘：人体工程学设计，贴合会阴部凹凸结构（图 2-1）。该产品在 2024 版中华护理学会团体标准（T/CNAS35-2023，2024 年 1 月 1 日实施）《成人失禁相关性皮炎的预防与护理》中被推荐使用，目前已纳入国家医保目录，填补市场空白。

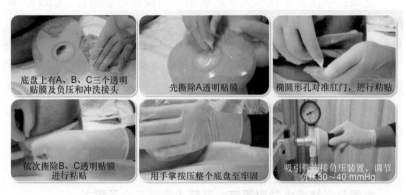

底盘上有A、B、C三个透明贴膜及负压和冲洗接头

先撕除A透明贴膜

椭圆形孔对准肛门，进行粘贴

依次撕除B、C透明贴膜进行粘贴

用手掌按压整个底盘至牢固

吸引管连接负压装置，调节负压 30～40 mmHg

图 2-1　产品使用

研究进展：从临床工作痛点中不断明确技术改进，并逐步开展专利布局和申报，2022 年进行样品的打样，测试，改版。在 2023 年对接企业启动转化，并积极配合企业进行产品中试、临床验证、提交注册资料，2024 年 7 月成功获批二类医疗器械注册证。后续正在进行二代产品及失禁系列产品的开发，使更多患者人群受益。

三、创新团队

项目负责人及团队：

姚秀英，副主任护师，技术经理人，中国科学技术大学附属第一医院创新执行官，重症医学科护士长；为神经介入创新与转化联盟（CNIT）第二期学员，心血管医生创新俱乐部（CCI）第九期学员；护理创新导师，从事临床工作 26 年，具有丰富的临床危重患者救治和护理管理经验，同时有丰富的医学创新及成果转化经验；担任中国病理生理学会危重病医学专业委员会护理工作组委员，中华护理学会手术室装备专业委员会专家库成员，中国医学装备协会转化医学分会委员，安徽省护理学会重症监护专业委员会委员；主持/参与课题 5 项，发表论文 10＋篇，主编专著 1 部；申请专利/软著 76 件，转化项目 5 项，合同金额 1630 万，医院已到账金额 77.6 万；并有部分转化产品已获批二类医疗器械注册证，上市销售。

夏敏：中国科学技术大学附属第一医院首席创新官（CIO），麻醉科副主任医师；国家技术转移中心高级技术经纪人；工信部中级科技评估师；科技部人才中心"科技创新特训营"学员；中国科协"领航计划"青年科技领军人才国情研修班学员；申请国家专利 200 余项，熟悉医用材料、模具设计、工业生产、注册法规等知识；从事专利转化工作十余年，已协助转化二十余项专利产品投入临床，产品广受临床好评。

熊中辉：主管护师，伤口造口专科护士，皮肤护理小组组长。

黄蕾：主管护师，研究生，科研创新小组组长。

中国科学技术大学附属第一医院（安徽省立医院）：

是一家大型综合性三级甲等医院，具有良好的科研转化平台和政策，《中国医院创新转化排行榜（2022）》排名第 9 位，已探索出转让、许可、合作开发、赋权及作价入股的成果转化方式。

四、转化流程

研发应用方面：2015 年围绕临床痛点问题的解决，明确技术创新和验证，2016 年申报课题，2020—2022 年进行临床改进和学术推广，2022 年后，借力医院科研创新工作推进，开始打磨优化产品向转化端行进，经历路演、商谈、第三方评估等环节，2023 年签订转化合同，2024 年产品拿到医疗器械二类注册证，上市销售。

知识产权方面：2022 年开始提交发明专利申请并进行专利包围式布局，直至 2023 年共申请 10 项专利，目前 6 项实用新型专利已获证书，4 项发明专利处于实审阶段，并有后续专利继续处于申报中。

转化合作方面，项目作为收集引流粪便专用装置，临床痛点明确，产业化可行，市场体量大。2023 年 1 月，启动项目成果转化推荐对接。彼时，正值国家耗材带量采购政策大力推广时期，很多经销商没有中间利润，纷纷转变职业。其中，一位医药行业资深经销商找到医院，主动对接项目，充分交流后，得知其具备优质的渠道推广资源，可以快速将该项目成果产业化后推向市场，且该项目为二类无菌医疗器械，省局审批注册，生产难度可控，可以采用委托生产方式，故推荐此经销商成立企业，承接该项目的成果转化，并协助其与药监部门及委托生产厂家沟通对接，经多轮与该经销商新设企业的磋商谈判，结合各方优势及诉求，双方于 2023 年 4 月成功签订转化合作协议：采取独占许可方式，合同金额 62 万元人民币＋销售提成。

体会： 经销商转产是一种带量采购模式下的新业态，经销商因为具备优质的渠道资源，对医院成果转化项目的推广具备一定优势；但其也有生产和注册方面资源和知识的缺失。医疗机构成果转化部门可以发挥自身优势，多方协调对接，促进合作，加速成果的落地，助力医学新质生产力的提升。

五、特色分析

项目转化特色： 项目产品作为基于临床普遍需求而转化成功的低值耗材，充分体现了护理多维度的价值，推动了护理学科的排名地位提升；产品适用范围广泛，体量巨大，成为医院转化产品中首个拿到二类医疗器械注册证的产品。

项目转化亮点： 技术壁垒明确；知识产权保护良好；应用场景广泛；医院作为国内头部医院为转化合作提供支持；共同挖掘失禁领域系列产品，打造失禁专业的品牌。

成功关键因素： 首先，该项目是一个临床需求拉动型转化的代表性产品；其次，经销商转产是特殊时期的产物，成功对接到相应经销商，并为经销商匹配适合他们的产品；再次，医院科研转化团队以服务为导向的管理，在转化过程中起到了极其重要的技术经纪作用；最后，这样的模式也为国内医学创新转化新生态的形成提供了优秀案例和路径参考。

神经再生修复产品

一、临床需求

目前国内临床面对周围神经缺损尚无很好的促神经再生类产品问世。神经导管、神经鞘膜的应用场景非常广阔，包括用于周围神经卡压性疾病、周围神经肿瘤、周围神经损伤、系统性疾病相关多发周围神经病、不明原因多发周围神经病、脑神经疾患、偏头痛、面瘫等。周围神经卡压发病率为 100 人 /10 万人。2021 年腕管、肘管综合征患者合计 2119.5 万人；因神经离断或严重挫伤需要手术治疗的病例每年约 40 万～60 万人；2022 年糖尿病患者为 1.4 亿人，其中约有 60% 会出现周围神经病变。除此之外，还有器官移位术、肿瘤切除术造成周围神经损伤等各类神经损伤病例，涉及总人数合计超 1.1 亿人，数量非常庞大。周围神经再生修复产品适用于周围神经损伤修复，在受损神经修复过程中，能有效降低体内神经瘤的发生概率，最大化地帮助患者恢复神经功能，市场潜力巨大。

二、产品研发

此产品是目前市面上唯一具有双层纳米微观结构，能够引导神经再生的神经修复产品。具有如下优势：①内层微观结构与神经再生方向一致，能够诱导神经组织定向生长，是唯一具有定向纳米纤维结构的神经修复产品；②采用气电辅助医用纳米纤维纺丝技术制备，多元的纺丝制备与灵活的成型方式相结合；③三维纳米纤维结构仿生天然组织细胞外基质（ECM）结构；④定向纤维仿生了天然神经的结构，引导损伤神经定向生长；⑤优异的力学性能为神经再生提供空间支撑，又能够匹配神经组织基质的力学性能；⑥组织浸润性提供神经再生的必要营养传输；⑦广泛的临床应用场景，满足不同神经修复的需要；⑧高效、快速，可规模化生产；⑨适宜的营养物质传输性能；⑩募集内源干细胞迁移及神经分化，快速引导血管化、神经轴突定向生长。

三、创新团队

团队创始人及核心成员均为清华大学博士，在再生医学材料领域深耕多年，拥有丰富的学术成果积累，拥有核心技术、创新产品的研发以及迭代能力。团队与国内外多位领域内知名专家建立了深入的学术合作交流，学术委员会成员很多具有产品转化经验，能够提供行业经验及资源。此外，由于团队学术背景为交叉学科性质，合作过的神经外科、骨科、手足外科等领域的医生众多，团队成员与相关领域医生共同申请过诸多学术类以及产业落地类项目。团队在将学术成果产业化的过程中，结合自身优势、临床需求以及市场导向，首先聚焦于神经外科高值耗材领域，设计制备的生物材料通过构建多功能集成式再生微环境，递送多模态神经再生调控信号，在大鼠、比格犬、食蟹猴等多种动物的神经损伤修复模型中展示出优异的快速诱导神经再生和运动功能恢复的能力。团队创始人主持的国家级、省级项目/课题十余个，均着眼于医工结合及产业化应用，在以骨、神经为代表的硬组织、软组织修复领域开展工作，积累深厚，有多个产品在团队孵化池中作为预备，具有较强的持续输出能力。

四、转化流程

神经导管和神经鞘膜产品的转化按照如下思路进行：首先进行量产化设备的定制及原型产品工艺定型。根据临床需求确认产品规格尺寸，进行多尺寸规格产品的工艺定型及检测。进一步确认产品技术要求，完成技术要求中理化性能自检。在原型产品定型的基础上，对生产场地进行规划及建设，满足洁净生产的需求。同时根据产品工艺流程，进行质量体系建设，并配合场地建成时间开始体系运行。后续进行产品试生产并安排注册检验及生物学测试等工作。

产品的功能性验证方面，采用比格犬等大动物的神经缺损模型进行验证，取得符合标准的动物实验报告，之后申请开展多中心临床试验，最终提交产品的注册申请，获取注册证。

五、特色分析

独创的气电辅助医用纳米纤维三维成型技术，采用独特的成型工艺（该工艺尚未在植入类医用材料使用）以及定制化设备，具有高技术壁垒，不易被模仿。气流辅助成型技术生产效率高，均一性好，适合产品的批量化生产，能够根据需求调整微观结构，做成具有内层微观取向结构，适合作为人工神经内膜，保护神经细胞爬行生长。电场辅助成型技术能够实现微观结构高度仿生神经纤维，有利于神经损伤组织的修复替代。目前国内已取证产品以及曾引进的国外产品，均不能很好地兼容再生修复与组织保护功能。使用天然提取材料的品类，虽具有一定的生物相容性，但往往力学性能低下，降解周期较快，无法在神经修复过程中起到保护作用；而以人工合成高分子为主要成分的品类，虽能起到隔绝、支撑作用，但促进神经再生能力一般，不利于短期内快速实现组织损伤修复。该产品在使用天然高分子（胶原蛋白）的基础上，通过工艺的改善，提高了力学支撑性能以及优化了降解周期，同时设计模拟了与神经爬行生长方向一致的内层定向结构，成功地仿生了神经外膜，为损伤的神经组织提供保护支撑，同时具有良好的促修复、促生长的功效。产品形式上，首次参考国外主流产品，设计了导管、鞘膜、端帽三种仿生外膜类产品，能够涵盖所有的适应证需求。此外，正在开发的仿生神经纤维凝胶产品，是国内第一款仿生神经纤维组织的植入类医疗器械，有望突破长距离周围神经损伤再生修复这一国际难题，同时可展望在脊髓损伤等中枢神经再生修复领域的应用。

智能化糖尿病足光声影像诊断仪

一、临床需求

糖尿病足是导致我国糖尿病患者致残、致死的严重慢性并发症之一，其发病率高，治疗困难，花费巨大，对患者的生活质量和生命健康造成严重影响。早期的筛查识别和积极的管理对于降低病情的严重程度和改善患者生活质量至关重要。糖尿病足发病隐匿且进展速度极快，数据显示，患者病情急剧恶化，从溃疡感染到面临截肢风险的治疗窗口仅约2周时间。因此，早期防治糖尿病足至关重要，包括定期的足部检查、科学的糖尿病管理、合理的生活方式干预等手段。临床痛点是缺乏糖尿病足的早期筛查方法和精准诊断手段。利用影像学手段可以为糖尿病足提供更加精准、直观的评估。

二、产品研发

项目团队已开展大量前期合作研究，创新性提出解决方案并已验证其有效性。为了突破现有技术在分辨率和穿透深度上的瓶颈，项目组提出深度学习增强的光声计算机断层成像方法，充分挖掘深度学习在计算机成像领域的巨大潜力，实现智能化信息压缩、分辨率提升、量化指标提取，针对现有的糖尿病足成像技术的短板开发足部血管三维成像装备，突破传统医学影像限制，有望创立新的诊疗模式。

项目的总体研究目标是开发一种用于糖尿病足早筛和长期监测的医疗影像装备，利用新技术所提供的更精准、更定量的血管分析能力，帮助医生更及时发现糖尿病足病患，改善患者预后。项目期内交付集成一体的成像样机软硬件，进行小规模临床试验。研究目标：实现基于深度学习增强的光声计算机断层成像技术（DEPACT），实现对患者足部的三维成像，将深度学习与光声成像紧密结合，突破现有技术在分辨率、成像深度以及图像量化精度方面的瓶颈。完成新成像装置的软硬件研制，交付样机可实现成像、图像重建、定量指标计算三过程的全自动化，降低对医疗人员操作经验和主观判断的依赖。建立糖尿病足病程发展和各项基于光声影像学指标的映射关系，实现国际首创的基于光声图像定量指标的糖尿病足筛查及诊断的新方法、新体系。

三、创新团队

清湃团队源自清华大学电子工程系，是由清华大学天津电子信息研究院、清华海峡研究院（厦门）、中关村智友研究院孵化、扶持成立的硬科技创业创新企业，致力于先进光声成像技术及其产品的自主研发与应用推广。团队坚持底层创新、自主研发，在光声成像关键技术领域，突破解决了光声功能成像中的组织成分精确检测计算难题，在深层组织精密血氧定量检测及成像、三维成像等方面实现了技术领先，自主研制的核心零部件打破国外垄断，实现了国产替代和赶超。

团队硕博人员比例超过 50%，拥有核心专利技术数十项，获得峰瑞资本、北京市医疗机器人产业创新中心（IMC）、全球健康产业创新中心（GHIC）等机构的投资和支持。清湃团队与北京友谊医院、北京大学人民医院、清华长庚医院临床专家进行了深入的临床合作研究，在周围血管疾病、皮肤病、医美辅助注射、乳腺癌诊治等领域取得了突出的应用成果，积极推动光声成像技术的临床市场化。

四、转化流程

产品预计于 2024 年底交付基于光声计算机断层成像技术的智能化糖尿病足光声影像诊断仪装备原型机（原创医疗器械，国内无同类产品），实现全足成像时间 3 分钟之内，区域包括全足血管，对血管的分辨率达到 150 μm，成像深度突破皮下 1 cm；可进行多光谱成像，能够自动得出血管密度、分岔数、代偿血管比例、血氧含量、肌氧含量等参数，并保持血氧含量和肌氧含量误差在 ±5% 以内；同时，建立深度学习增强的光声计算机断层成像方法理论，实现血管的高分辨率成像、分辨率和穿透深度的突破以及量化参数的智能获取；构建基于新型影像模态和参数指标的糖尿病足诊疗方法。同时交付成像样机软、硬件，以及临床测试报告。创新团队拥有相关影像技术的自主知识产权，全部零部件自主可控。产品预计于 2024 年底开始医疗器械注册申请工作。

五、特色分析

该项目是医学科研向高价值临床转化的代表性案例。产品的单机成本控制在百万元以内，市场销售价格约为几百万，预期能够在部分场景中替代大型医疗成像设备。此外，设计采用可移动式工作站，极大地提升了设备的使用便捷性。在降低整体医疗成本的同时，项目还展现出巨大的商业价值。

公司在产品技术创新方面处于行业领先地位，具备显著的竞争优势。科研团队拥有顶尖的专业知识和丰富的科研经验，并配备了先进的实验设备和优良的实验室条件，为科研成果的转化提供了坚实的硬件支持。

本项目市场前景广阔，拥有明确的市场定位和有效的市场推广策略，能够确保科研成果顺利进入市场并获得广泛认可。

软组织力学定量平台

一、临床需求

现存的超声诊断设备仅提供人体组织结构成像。在一些疾病的初期，软组织的解剖结构变化并不显著，采用常规超声设备难以准确识别。然而，疾病必然引起软组织微观结构的明显变化，进而显著改变软组织的力学性质。将软组织生物力学与组织的生理、病理状态建立联系，并对相应软组织的力学性质进行力学定量，有望对特定疾病于早期进行诊断、筛查，有力扩充无创、无痛诊断的范畴。该方法具有前瞻性及创新性，会为医疗诊断带来革命性的突破。项目具有广阔的市场空间，产品覆盖多个应用场景，可于康复科、骨科、专业体育、超声科、麻醉科、疼痛科、妇产科等多个科室和领域应用，市场规模相当可观。

二、产品研发

软组织力学定量平台的首发产品骨骼肌超声力学成像仪，其主要由主机、超声探头、激励模块组成。设备的激励模块产生机械振动，在浅表组织中传递机械振动波，采用超声追踪机械振动波的传播的定量特征，最终反演浅表软组织的力学性质。

项目的核心技术和创新点如下：

基于界面波的骨骼肌力学参数测试技术：通过在人体骨骼肌中激发沿着骨骼肌传播的界面波，基于超声对界面波进行采集，基于生物力学的骨骼肌力学参数反演方法对骨骼肌力学参数进行反演，可以定量测量骨骼肌的力学性质。

基于机械振动的软组织界面波激励方法：基于生物力学原理和人体生物力学数据的前期积累，设计了基于机械振动的方案，在软组织内部激励出稳定的、高幅度的机械波。

基于便携式超声的骨骼肌界面波信号采集技术：采用低成本的、小型的超声平台，设计超声采集方案，对骨骼肌界面波信号进行采集，提升界面波信号的信噪比和稳定性。

基于界面波有限信息的骨骼肌力学参数反演方法：基于便携式平台测得的界面波信号，稳定、快速地反演骨骼肌的力学参数。

上述核心技术源于清华大学软组织力学表征实验室十余年的技术积累，有两项国家发明专利转移至曦健科技有限公司；在曦健科技有限公司执行该项目的过程中也产生了具有实际应用价值的核心技术。

三、创新团队

团队及主要负责人概况：

曹艳平教授，生物力学领域国际顶级科学家，获国家自然科学奖二等奖，教育部自然科学奖一等奖，中国医学装备协会超声分会超声弹性成像学组主任委员；主持国家自然科学基金项目 5 项，授权发明专利 20 余项，Elsevier 中国高被引学者（2020 年、2021 年、2022）。

张鹏飞，三年机器人研发管理经验，主持国家标准 10 余项，授权专利 10 余项，三年医工交叉早期项目投资转化经验，接触早期项目数百个，深度孵化 10 个。

郑阳，在国内外知名学术期刊［固体力学顶级期刊 *Journal of the Mechanics and Physics of Solids*（*JMPS*）和医学图像分析领域顶级期刊 *IEEE Transactions on Medical Imaging*（*IEEE TMI*）等］发表学术论文 13 篇；授权国家发明专利 18 件，软件著作 3 项。

项目组还包括经验丰富的技术总监、专家和研发工程师；依托清华大学软材料实验室十余年的技术积累和科研成果转化，以及国内众多顶级医院的临床科研支持，共同加速项目成果落地。

四、转化流程

项目原理技术依托清华大学技术成果转化，实现层面上由公司自主研发，产品落地层面上与全国顶级三甲医院紧密联系，实现科研成果产业化的完全闭环。

2022 年，实现原理样机设计，启动设计开发策划及评审；2023年，完成了设计开发输入、输出和验证，启动研发转产流程和医疗器械注册证申报；预计 2024 年取得国家二类医疗器械注册证。研发流程中，公司注重知识产权保护，取得多项专利授权。

伴随着项目推进过程，临床科研团队在全国各地顶级医院开展了一系列临床研究，在骨科、康复科、超声科、神经内科 / 神经外科等多个科室的临床场景中挖掘了设备在疾病早筛早诊、治疗路线规划、恢复效果评估等方面的临床应用价值。

设备生产落地于曦健科技（天津）有限公司。公司成立于 2023年 10 月，是北京曦健科技有限公司的全资子公司，位于天津市西青区天开西青园-恒通企业港，毗邻高铁天津南站、西青大学城；定位为曦健科技北方地区的生产基地与接待洽谈中心，现有生产线年产量约为 1000 台。

五、特色分析

清华长期科研积累：项目原理技术依托清华大学技术成果转化。清华大学软材料力学实验室在软物质力学、生物材料力学方面有着二十年的研究积累，在软组织的在体力学表征领域，课题组贡献了一系列力学表征方法，许多在体数据系世界首次获得。研究成果发表在 *Science Advances*、*IEEE TMI* 等顶级学术期刊上。

专业成果转化团队：项目团队包括行业顶尖科学家和经验丰富的创业者，兼具研发能力与管理实战经验；研发团队由具有多年医疗器械研发经验的技术总监和技术工程师组成，保证产品高效落地；临床科研团队兼具临床科研背景和医疗器械产业经验，支撑设备临床场景全面挖掘。

　　临床需求明确，应用场景广泛：骨骼肌是人体运动功能的支撑。现有的医学方法主要针对骨骼肌结构的表征，对骨骼肌的功能和性能的评估仍局限在定性、半定量的水平。项目为浅表骨骼肌提供无创、快速、局域化的定量评价方法，评价指标与骨骼肌硬度、张力高度相关。设备便携，操作简便，在骨科、康复科、运动医学科等方向都具有广泛的应用前景。

植入式眼部肌肉神经刺激器

一、临床需求

先天性眼球震颤（congenital nystagmus，CN）被称为眼科"不治之症"，是一种遗传性疾病，出生3～6个月发病并且会伴随患者一生，表现为患者眼球不自主地连续往复跳动，黄斑中心凹注视时长过短，仅为正常人的1/10，视觉质量与外观均受到很大影响，严重影响患者生存质量。先天性眼球震颤患病率为1/1000，全国约有130万患者，每年新增患者约1万人；全球约有700万患者，每年新增患者10万人。目前仍没有直接有效的治愈方法。

二、产品研发

植入式眼部肌肉神经刺激器创造性地探索出利用电刺激治疗眼球震颤的新方法，以一定程度与频率的微电流刺激眼外直肌，抑制异常的神经冲动，从而治疗眼球震颤。

植入式眼部肌肉神经刺激器在全球范围内首创了一种电神经刺激抑制眼肌异常冲动的新疗法，突破了该领域使用近70年的眼肌破坏术的诸多不足，治疗效果稳定，长期预后良好。

2023年10月，植入式眼部肌肉神经刺激器（i-NYS）用于治疗先天性眼球震颤的注册临床试验已全部完成，共进行了71例受试者入组工作，在45例成人和26例儿童患者体内植入。

2024年2月，植入式眼部肌肉神经刺激器（i-NYS）通过国家药品监督管理局（NMPA）第三类创新医疗器械特别审查申请，进入特别审查程序的"绿色通道"，有望在2024年底获得上市许可。

三、创新团队

超目科技有限公司研发团队来自各大医院的专家顾问、各大院所的技术专家，还有来自医疗器械行业内的丰富从业经验者，团队硕士占比超 40%，博士占比超 17%，研发团队人数占比超 60%，核心团队拥有医疗专家、工学专家、临床注册专家等。同时，外部协作机构方面，与北京同仁医院、北京儿童医院、北京协和医院、北京朝阳医院等国内多家研究机构展开充分合作，以保持超目科技有限公司在全球的创新领先地位。

项目主要负责人员：

1. 王乐今，董事长，教授，博士生导师，现任北京大学人民医院眼科主任，眼球震颤、斜视学科带头人，天津医科大学毕业，克里夫兰 Lerner 研究所博士后，中国医师协会斜视与小儿眼科分会副主任委员，国家 NMPA 医疗器械和创新药审评中心专家成员。

2. 王文思，首席技术官与联合创始人，微电子学博士、北京工业大学教授，北京市海外高层次人才与北京市科技新星，北京市神经科学学会–脑功能性疾病与认知发育专业委员会委员，电子工程技术学会半导体光源专委会委员，协和医院"青年创新营"讲师，*IEEE Transactions on Circuits and Systems I：Regular Papers*（*IEEE TCAS-I*）与 *IEEE Transactions on Biomedical Circuits and Systems*（*IEEE TBCAS*）期刊评审专家。在学术期刊与国际会议上发表论文 40 余篇，并申请相关欧盟专利 3 项，授权中国专利 10 余项。

3. 王天放，总经理，硕士，担任北京市海淀区东升镇人大代表，北京市海淀区青年榜样，北京市青年企业家协会会员，获评 2021 年中关村 30 位 35 岁以下青年企业家。曾担任明安医疗产业基金投资项目负责人，参与并主导多个医疗器械、医药和医疗服务行业项目的投资，总投资额数亿元人民币。

四、转化流程

2015 年，进行研究者发起的临床试验（IIT），结果证明植入式眼部肌肉神经刺激可消除震颤，显著改善 CN 患者的震颤频率、幅度，提高黄斑中心凹注视时间，明显提高视力并改善视功能，该发现突破现有 CN 治疗的思路，验证了全球首创的治疗新方法的可行性。

2022 年 7 月，植入式眼部肌肉神经刺激器通过 NMPA 的型式检验。

2023 年 10 月，植入式眼部肌肉神经刺激器用于治疗先天性眼球震颤的注册临床入组已全部完成。共进行了 71 例受试者入组工作，在 45 例成人和 26 例儿童患者体内植入了刺激器产品。该临床试验由首都医科大学附属北京朝阳医院陶勇教授、首都医科大学附属北京同仁医院焦永红教授、首都医科大学附属北京儿童医院李莉教授三位知名眼科专家带领团队共同参与。研究表明植入式眼部肌肉神经刺激器用于治疗先天性眼球震颤具有有效性和安全性。

2024 年 2 月，植入式眼部肌肉神经刺激器（i-NYS）通过 NMPA 第三类创新医疗器械特别审查申请，进入特别审查程序的"绿色通道"。

五、特色分析

先天性眼球震颤的神经电调控治疗方法由研究团队发现并证实，是目前全球首创用于治疗先天性眼球震颤的三类有源植入式医疗器械，有望彻底破解眼球震颤的治疗难题，具有极高的医学价值，不仅可以为我国 130 万、全世界近 1000 万的眼球震颤患者服务，也是在神经电刺激方面开辟新的治疗领域，形成自主专利墙的一种重要方法。目前市场上尚未有同类产品出现，中国市场预计将有 20 亿至 40 亿元的市场空间，而全球市场规模将超过百亿，具有极高的商业价值。

植入式眼部肌肉神经刺激器集合了医学、生物材料和集成电路等多个学科的创新成果，在项目执行中先后攻克了用于人体内植入的集成电路芯片研发与"流片"、符合治疗需求的铂铱合金电极的精细金属加工、人体相容性材料加工工艺等一系列技术难题。该产品属于全球首创，目前该产品已获得多项国家发明专利和 PCT 国际发明专利。

纳米孔基因测序系统

一、临床需求

研制新一代高效、精准、低成本的纳米孔基因测序仪，不仅可以解决我国在基因测序领域这一"卡脖子"问题，提升我国在国际基因测序应用市场上的竞争力，还将对我国生命科学、人口健康、农业和公共安全等诸多领域产生重大而深远的影响。与其他测序技术相比，生物纳米孔基因测序技术具有便携、实时、超长读长和能检测核酸表观遗传修饰信息等特点，成为核酸测序技术的未来发展方向。

二、产品研发

北京普译生物科技有限公司基于生物纳米孔 DNA 测序原理，以自主研发的纳米孔测序化学和解析的多种新型膜蛋白纳米孔原子水平的结构为基础，结合核酸化学、蛋白质工程、人工膜构建与表征、半导体集成电路芯片设计、深度学习及基因组学等技术，开发以生物纳米孔为基础的新一代核酸及其他生物聚合物测序仪与配套试剂耗材。公司致力于从源头推动我国的测序产业，降低测序成本，使测序技术真正走进各级医疗机构，改变疾病诊疗模式，维护国民生命与健康，满足大数据时代精准医疗的迫切需求。

三、创新团队

公司由多名国际知名教授发起，拥有国际一流的研发与管理团队。专业领域覆盖了分子生物学、核酸化学、结构生物学、蛋白质工程、人工膜构建与表征、表面化学、单分子生物物理、微机电系统（MEMS）芯片光刻、专用集成电路（ASIC）设计、微流控技术、机器学习、基因组学、生物信息学等多学科交叉领域。公司首席科学家为国家杰出青年基金获得者、国家"万人计划"科技创新领军人才、科技部国家重点研发计划首席科学家黄亿华研究员。研发团队先后获得科技部国家重点研发计划"变革性技术"关键科学问题重点专项、中国科学院重大仪器设备研制项目、中国科学院 0-1专项、生物岛实验室、科技部国家重点研发计划"十四五"基础科研条件与重大科学仪器设备研发专项等多项国家和地方政府多个项目资助。

四、转化流程

2014 年 6 月发现纳米孔道蛋白 CsgG，成果发表在 *Proceedings of the National Academy of Sciences of the United States of America*（*PANS*）上；2016 年 6 月发现纳米孔道蛋白 0px 等，纳米孔基因测序团队建立；2018 年 6 月完成纳米孔基因测序原理验证；2019 年 4 月获得生物岛实验室资助，启动纳米孔基因测序研发；2019 年 11 月获科技部国家重点研发计划"变革性技术"关键科学问题项目资助；2020 年 12 月完成原理样机，获得测序原始信号；2021 年 11 月北京普译生物科技有限公司成立；2023 年 5 月完成近亿元 A 轮融资加速产品研发；2024 年 1 月北京普译生物科技有限公司第一代纳米孔基因测序仪 PolyseqOne 发布，截至目前已申请国内专利 41 件，软件著作权 10 件，PCT 国际专利 7 件。

五、特色分析

纳米孔基因测序产品是一个典型的多学科交叉产物，专业领域覆盖了分子生物学、结构生物学、表面化学、ASIC 设计、机器学习、基因组学等，需要多学科高素质人员的团结协作，才能做出有竞争力的产品。得益于中国科学院开放严谨的治学环境，团队形成了鼓励创新、宽容失败、团结协作的研发氛围，充分激发团队成员的创新活力，大大加快了产品研发的进度，最终以极高的效率成功开发出第一代测序仪 PolyseqOne 以及配套测序芯片、试剂盒等。

北京普译生物科技有限公司将持续专注于优化纳米孔基因测序技术本身，在提高测序准确率、增加测序通量、延长芯片使用寿命、简化测序步骤、降低测序成本等方面持续发力。公司将以这些核心技术为基础，通过不断完善团队组织结构、提高研发效率等使自身在未来的竞争中立于不败之地。

量子磁场传感技术及其医疗应用

一、临床需求

目前，我国心脑重大疾病形势严峻，其高发病率、高死亡率、高致残率及高经济负担均对我国民众健康及社会稳定造成了严重威胁，且随着我国人口老龄化问题的加剧，心脑重大疾病的发病率呈现明显上升趋势。

心脑重大疾病的无创诊断对于疾病的早发现及早治疗至关重要。而现有技术仍在一定程度上存在敏感度或特异性不足、存在辐射危害及功能性成像技术不足等问题。因此，为进一步提升心脑疾病无创诊断技术水平，项目面向心磁、脑磁等创新医疗无创功能成像技术需求，开展量子磁场传感及医疗应用研究，实现心磁、脑磁精准成像，并促进心脑图仪及脑磁图仪等国产高端医疗装备制造技术发展，为提高心脑重大疾病诊断水平、保障国民生命健康、促进我国精准医学的发展提供强力支撑。

二、产品研发

项目聚焦于量子磁场传感技术及其医疗应用，主要研制高灵敏度零场原子磁力计，并以此核心技术为平台开发无液氦心磁图仪及无液氦脑磁图仪。其中，无液氦心磁图仪可实现人体心磁信号无创、无辐射、准确检测，适用于各类人群的心血管疾病无创诊断，在稳定性冠心病诊断、冠状动脉微循环障碍诊断、健康人群筛查、药物干预/支架植入术后长期观测、心律失常诊断等方向具有巨大临床价值，有助于在心血管疾病上实现早发现、早预防、早治疗的目标。无液氦脑磁图仪可无创探测大脑神经元活动产生的极微弱磁场，具备毫秒级时间分辨率及毫米级空间分辨率，为癫痫诊断与病灶定位、脑功能区定位及评估、神经调控靶点定位与效果评估、认知障碍评估、精神障碍评估、脑发育评估等临床及科研领域提供全新手段。

项目创新内容为基于先进的量子磁场传感技术，突破原子系综精密操控、原子气室制备、光电一体化芯片制造及封测等核心技术，实现灵敏度优于10fT/Hz1/2的零场原子磁力计研发。同时基于该技术，并通过对高密度无串扰原子磁力计阵列，高精度磁屏蔽与磁补偿，以及心脑磁数据处理核心算法等创新技术进行攻关，实现高密度多通道无液氦心磁图仪及无液氦脑磁图仪产品研发。相比于传统超导式心磁图仪/脑磁图仪，所研发产品的制造及维护成本将大幅降低，可有效减少患者经济及社会负担。

项目所研发产品的创新程度可达国际领先水平，技术壁垒相对较高。研究路线为首先研制零场原子磁力计，并基于该技术开发无液氦心磁图仪及脑磁图仪。目前，项目团队研发的无液氦心磁图仪及脑磁图仪分别在细分赛道上达到全球领跑水平，并均获得医疗器械注册证。

三、创新团队

项目团队由世界500强公司高管，清华大学、南京大学等行业专家组成，其中国家高层次人才特殊支持计划3人，在测量学、量子物理、精密光学、集成电路与控制、结构设计等方面有超过20年的雄厚技术积累。项目主要负责人蔡宾博士为北京未磁科技有限公司创始人，董事长/总经理，高级工程师。是科技部"十四五"国家重点研发计划项目负责人，中关村前沿技术成果转化和产业化项目负责人、国家人力资源和社会保障部全国优秀创业创新项目负责人。他带领团队成功研发全球领先的极弱磁场测量核心技术平台，打破美国多年垄断，突破了此领域"卡脖子"问题，成功研制无液氦心磁图仪和无液氦脑磁图仪，均获得医疗器械注册证。

项目临床转化平台资源优势突出，已与国内多家三甲医院开展深入临床合作，并取得一系列成果。其中，无液氦心磁图仪已在北京安贞医院、北京协和医院、中南大学湘雅医院、华中科技大学同济医学院附属同济医院、广东省人民医院等 10 余家医院装机使用，累计病例 30000 余人次，数十项临床研究证明了其在稳定性冠心病、冠状动脉微循环障碍、健康人群筛查、药物干预 / 支架植入术后长期观测、心律失常等方向的巨大价值。同时，无液氦脑磁图仪已在北京天坛医院、宣武医院、华中科技大学同济医学院附属同济医院、山东省立医院、东直门医院等权威医院装机使用并开展了广泛的临床应用，在术前脑功能区定位、癫痫检测及病灶定位方面取得了一系列突破性成果。

四、转化流程

2020 年 2 月—2021 年 5 月：

（1）零场原子磁力计、无液氦心磁图仪、无液氦脑磁图仪项目立项。

（2）零场原子磁力计产品设计及研发，并实现量产。

（3）申请相关专利，软件著作等知识产权。

2021 年 6 月—2022 年 5 月：

（1）无液氦心磁图仪产品设计及研发。

（2）无液氦心磁图仪 Miracle MCG 获得国内首张、全球第二张基于该技术的心磁图仪医疗器械注册证。

（3）申请相关专利，软件著作等知识产权。

2022 年 6 月—2023 年 5 月：

（1）无液氦心磁图仪技术迭代升级，无液氦脑磁图仪产品设计开发。

（2）基于无液氦心磁图仪与国内多家医院开展转化合作，并在医院装机使用，开展临床试验。

（3）无液氦脑磁图仪获得国家重点研发计划项目支持。

（4）推出全球首台 64 通道无液氦心磁图仪产品。

（5）申请相关专利，软件著作等知识产权。

2023 年 6 月—2024 年 7 月：

（1）无液氦心磁图仪及无液氦脑磁图仪产品技术迭代升级。

（2）基于无液氦脑磁图仪与国内多家医院开展转化合作，并在医院装机使用，开展临床试验。

（3）无液氦脑磁图仪获得北京市创新医疗器械资质。

（4）推出全球首台256通道无液氦脑磁图仪产品。

（5）无液氦心磁图仪 Miracle MCG Pro 获得北京市创新医疗器械资质。

（6）公司研发的全球首个128通道无液氦脑磁图仪获批上市，获得医疗器械注册证。

五、特色分析

项目转化特色：项目以前沿的量子磁场传感技术为核心，面向我国在心脑重大疾病无创诊断方面的迫切需求，重点围绕无液氦心磁图仪及脑磁图仪开展技术研发及临床应用研究，并获得了国家重点研发计划项目支持。该项目可作为医学科研向高价值临床转化的代表性案例，预计转化金额突破2亿元。

项目转化亮点：项目在量子磁场传感的底层核心技术方面目前已经达到世界领先水平，攻克了多项行业"卡脖子"技术难题，形成了原子气室制备、光电一体化芯片制造及封测、高性能磁屏蔽设计及制造、精密主动磁场调控等一系列核心技术及量产能力，已形成较高的技术壁垒。在此基础上，瞄准心脑重大疾病无创诊断及科学研究的需求，将量子传感技术融入医疗场景进行商业应用，全自主研发了无液氦心磁图仪和脑磁图仪两款高端创新医疗器械，技术达到全球领跑水平。

项目科研资源条件优渥。项目团队在量子磁场传感及医疗应用方面具备强大的科技创新及产业化能力。同时，项目具备国际一流的科研及产业化设施及场地。项目已申请19项国内外专利，其中授权17项，并获得软件著作权9项，发表学术论文10余篇，形成了较为完善的知识产权保护体系。

此外，项目团队已和国内20余家医院开展了深度临床合作，并在国家重点研发计划等项目的支持下积累了深厚合作基础。因此项目转化合作资源较为丰富，在转化策略制订方面也将获得较为全面的指导和支持，从而加快推动产品的转化和应用。

成功主要因素：产品核心技术完全自主可控，有较为完善的知识产权保护体系，具备强大技术创新及产业化能力的技术团队，项目产品与医疗市场的需求高度匹配，转化合作资源丰富，以及具有足够的资金支持。

第三章

基因编辑技术在治疗中的应用

基于 Sertoli 细胞的非梗阻性无精症检测与治疗方案

一、临床需求

据统计，中国国内男性不育人群约 2500 万人，其中 1500 万人为无精症人群，无精症人群中约 270 万人为非梗阻性无精症（NOA）。在无精症患者检测方面，当前主要采取睾丸穿刺病理活检方法，术后缺乏有效的评价标准，难以精确判断是否需进一步进行睾丸切开术，从而导致现有睾丸切开术取精成功率仅 20%，意味着 80% 患者承受了不必要的创伤。而对于非梗阻性无精症患者，目前尚无有效治疗方法，接受捐精是患者唯一的选择。

二、产品研发

通过自研技术的 IVD 检测试剂盒，能够对生殖细胞和 Sertoli 细胞进行精准识别和判断，从而有效解决上述检测精度低的问题。而基于 Sertoli 细胞的体外精子发育装置（IVS），则能够实现非梗阻性无精症患者未成熟精细胞的体外培养，有望让患者获得真正属于自己的生物学后代。该装置填补当前市场空白。

三、创新团队

项目团队集合多领域专家，形成强大科研及产业化能力。

创始人梁健霖：清华大学生物学博士、医学院博士后，独立发表 SCI 论文 1 篇，授权专利 3 项、主持 / 负责基金 4 项。创办企业后，带领企业获中关村颠覆性技术、国家高新技术企业等多项资质荣誉，并完成多轮数千万元融资，获评年度转化杰出青年科学家、全国创新创业优秀博士后等多项荣誉，并入选"科创中国"青年创业榜单。

公司首席科学家纪家葵：清华大学医学院长聘教授，美国康奈尔大学医学院博士，史隆凯特林癌症研究中心分子博士后。在包括北京协和医院在内的多家知名三甲医院担任伦理委员会委员，并作为细胞治疗领域的评审专家。曾在 *Nature*、*Cell* 等著名杂志发表 SCI 论文数十篇。特别是在国际上首次报道人类胚胎干细胞分化单倍体精子。

另有 30 多人组成的核心团队和临床专家、顾问团队。

四、转化流程

2019 年：概念验证期。干细胞技术取得突破；创始人独立发表首篇 SCI 论文并成立公司，首次与跨国药企、清华大学三方合作积累企业管理和研发经验。

2021 年：临床验证期。与北京大学第三医院生殖中心合作，完成数百例临床睾丸样本收集。

2022 年：转化合作期。获博士后工作站并与清华联合共建，获产业投资人认可并完成 Pre-A 轮数千万元融资。

2023 年：产品化期。无精症检测试剂盒进入分类界定及原型开发阶段，精子发生装置（IVS）的一体化解决方案进入前期工艺开发阶段。

五、特色分析

临床层面，作为医学研究向高价值临床转化的案例，面向至少数千万无精症人群及数百万重度非梗阻性无精症患者的诊断与治疗，能够有效提高睾丸切开术的成功率，减少不必要的诊疗过程。同时，解决非梗阻性无精症患者延续后代的刚性需求。

技术层面，拥有全球首创重编程技术且建立完善的专利保护体系。鉴定发现 NOA 患者病理状态下 Sertoli 细胞状态标记物并完成验证。首创人源 Sertoli 细胞诱导技术应用于体外生精治疗，并破解量产工艺。治疗产品能有效填补 NOA 重度无精症治疗的空白，有望让患者真正拥有属于自己的生物学后代。

液态活检技术检测痰标本上清驱动基因突变

一、临床需求

肺癌是中国发病率、死亡率最高的恶性肿瘤之一，其中 85% 为非小细胞肺癌（NSCLC），60%～70% 的 NSCLC 患者需要进行靶向治疗。NSCLC"精准诊疗"的前提是驱动基因检测，但是部分晚期患者可能无法通过有创检查获得标本、完成检测。目前利用外周血标本检测基因改变，存在检测假阴性率较高等问题，无法满足临床精准诊疗的要求。包括痰液在内的液体标本为诊断肺癌传统细胞学标本，同时也属于无创标本类型，但绝大部分痰液标本为低肿瘤含量标本，无法直接应用痰液标本中肿瘤细胞检测驱动基因改变。

二、产品研发

项目简述：项目着重 NSCLC 无创检测技术创新，主要针对无法耐受有创性活检患者，或初治耐药后患者，有固定的检测人群，通过制备痰液标本无细胞上清，提取游离 DNA（cfDNA）和 RNA（cfRNA），应用液态活检技术检测 NSCLC 驱动基因检测。

作用机制：该试剂盒由北京医院王征主任团队于长期临床实践中自主研发，能够针对多种液体活检标本上清液中的游离核酸进行驱动基因检测，适用于无法耐受有创性活检患者。该试剂盒能够有效保护上清液标本中的 cfDNA 和 cfRNA 不被降解，实现 cfDNA 和 cfRNA 双提双检。

核心优势：产品操作简单，成功率高，是 NSCLC 患者进行驱动基因检测的重要补充方法。

研究进展：该试剂盒已于 2023 年成功转化，临床应用现状及前景向好，将使更多患者受益。

三、创新团队

项目负责人及团队：

王征，主任医师，硕士生导师，长期从事临床病理诊断工作，对胸部、消化系统病变病理诊断具有丰富经验，积极推动北京医院分子病理检测工作，建立多平台检测项目，结合北京医院病理科优势领域，开展非小细胞肺癌相关分子检测、检测标本扩展及肿瘤细胞侵袭性相关研究；参与国内 10 余项临床及病理肺癌驱动基因检测指南及专家共识撰写，《中国原发性肺癌诊疗规范》专家委员会成员，在肺癌细胞学标本规范化检测流程建立方面做出了有成效的工作；承担多项国家级、省部级、院级课题，并以优秀水平结题；近 5 年以第一作者 / 通讯作者发表 SCI 论文 6 篇，获国家发明专利授权 2 项，均已实现转化。

四、转化流程

知识产权方面： 该试剂盒已获批发明专利 2 项：痰液标本中 cfDNA 的提取方法（201910220644.4），发明专利，第一发明人：王征，专利权人：北京医院；用于提取痰液标本无细胞上清中游离 DNA 的化痰液（201910220641.0），发明专利，第一发明人：王征，专利权人：北京医院。已申请待获批专利 1 项：用于保护细胞学标本无细胞上清游离 RNA 的保护液（2023108239630），第一发明人：王征，专利权人：北京医院。

转化合作方面： 2023 年启动与北京华诺奥美基因生物科技有限公司转化合作工作。双方于 2023 年成功签订转化合作协议：采取专利权及专利申请权转让方式，转让价额分别为 50 万元及 100 万元人民币。

五、特色分析

项目转化特色： 较高的转化金额，且实现了项目系列化转化，作为医学科研向高价值临床转化的代表性案例，转化金额累计突破150万元人民币；贴合临床需求，作为基于临床普遍需求而转化成功的低值耗材，成为临床需求拉动型转化的代表性案例。

项目转化亮点：结合北京医院与北京华诺奥美基因生物科技有限公司双方资源优势和转化诉求，优势互补，为后续进一步合作打好基础。

成功关键因素：合理整合双方资源、精准把控双方诉求，结合双方优势制定出相匹配的系列化转化合作模式，是转化合作得以成功的关键因素。此外，以合法合规方式具体落实转化合作内容，是转化成功的另一关键因素。

原创双靶点优化 CAR-T 细胞疗法治疗恶性脑胶质瘤的临床研究

一、临床需求

脑胶质瘤是颅内最常见的原发恶性肿瘤，中国人群发病率（5～8）/10万人，根据最新报道，2022年脑胶质瘤新发病例数超8万人，其对传统治疗不敏感，常侵犯脑功能区，严重影响患者生活质量及存活时间，最常见的胶质母细胞瘤患者中位生存时间仅14.4～16.3个月，5年生存率不足10%，2022年脑胶质瘤死亡人数5.7万人。作为全球难治性肿瘤之一，其高致残率、高致死率对我国人民的生命健康构成了巨大威胁，为青壮年男性第一位、女性第三位肿瘤死因，也成为我国肿瘤十大主要死因之一。由于脑胶质瘤"冷肿瘤"的特点及较高的肿瘤异质性，目前常规的分子靶向治疗、单抗类药物的治疗效果不佳。开发靶点稳定、临床适用可靠的 CAR-T 细胞疗法是细胞治疗领域的前沿发展方向。

二、产品研发

项目简述：项目组在前期有关白血病的研究基础上，结合复发胶质母细胞瘤本身特点，在中国人群脑胶质瘤组学数据库（CGGA）中筛选并鉴定肿瘤特异性抗原靶点，并兼顾 CAR-T 的杀伤及免疫调节能力，自主研发了新型增强序列优化，设计了特异性靶向 CD44/CD133 抗原的嵌合抗原受体的自体 T 细胞（Tris-CAR-T），研究结果显示，Tris-CAR-T 细胞能够有效抑制颅内原位成瘤动物模型的肿瘤生长且具有良好的安全性。

核心优势：自主研发新型 Tris-CAR-T 细胞疗法，与国际国内同类产品相比，该疗法具有：第四代 CAR-T 细胞结构、靶向肿瘤干细胞的全新双靶点、胞内段原创性改造和瘤腔/脑室内局部给药等独特优势。

研究进展：正在开展 Tris-CAR-T 细胞治疗复发胶质母细胞瘤的单臂、单中心探索性临床研究（ClinicalTrials.gov；NCT05577091），前期结果显示疗效显著、安全性好。

三、创新团队

项目负责人及团队：

江涛，主任医师，教授，博士生导师，中国工程院院士，北京学者，北京市"高创计划"领军人才，北京市先进工作者，国务院特殊津贴专家，中国医学科学院学部委员，北京天坛医院神经外科中心主任，北京市神经外科研究所所长。先后担任中国医师协会和中国抗癌协会脑胶质瘤专业委员会首任主任委员、中国神经科学学会神经肿瘤分会主任委员，是我国脑功能保护手术理念的率先实践者与手术策略的主要创建者，脑肿瘤领域的学术带头人；以第一或通讯作者发表SCI论文202篇，总影响因子（IF）958.4，H指数56，IF＞10共22篇，封面文章8篇，4篇入选爱思唯尔高被引论文（Top 1%）。主持制定国家卫生健康委《脑胶质瘤诊疗指南（2022）》和《脑胶质瘤诊疗规范（2018）》，主持编写临床指南5部（含国际指南1部），主编专著9部。获国家发明专利14项、国际专利2项、软件著作权19项，6项实现转化；以第一完成人获国家科技进步奖二等奖1项、省部级一等奖2项。研究成果获美国 Lucien Levy 最佳原创性研究提名奖，2018年度"中国生命科学十大进展""中关村国际前沿科技创新大赛总决赛冠军"，2021年度"中国生物信息学十大进展"。

北京市神经外科研究所：

北京市神经外科研究所创建于1960年3月，是国内最早建立以神经外科研究为重点的公益性研究所，现任所长江涛院士。在首任所长赵以成、第二任所长王忠诚的带领下，研究所已发展为科研、教学、临床为一体的、亚洲最大、在世界上享有声誉的神经外科研究机构。"世界卫生组织神经科学研究与培训中心""北京神经外科学院""中国医师协会神经内镜医师培训基地""脑肿瘤研究北京市重点实验室""中枢神经损伤研究北京市重点实验室""神经电刺激研究与治疗北京市重点实验室""脑肿瘤研究北京市国际科技合作基地"和"脑胶质瘤研究国际合作暨临床试验平台"均设在研究所。北京市神经外科研究所自创建起一直承担着国家及首都神经科学发展与神经系统疾病转化医学研究的工作，取得了辉煌的成就。

四、转化流程

研发应用方面：项目组在前期研究的基础上，结合复发胶质母细胞瘤本身特点，在中国人群脑胶质瘤组学数据库（CGGA）中筛选并鉴定肿瘤特异性抗原靶点，并兼顾 CAR-T 的杀伤及免疫调节能力，自主研发了新型增强序列优化（IL7Rα 截短体），设计了慢病毒载体转染的特异性靶向 CD44/CD133 抗原的嵌合抗原受体的自体T 细胞（Tris-CAR-T），并且完成了体内外临床前研究，研究结果显示，Tris-CAR-T 细胞能够有效抑制颅内原位成瘤动物模型的肿瘤生长且具有良好的安全性。

知识产权方面：相关技术已授权国家发明专利 9 项，申请国际专利 8 项，具备良好的专利布局。

转化合作方面：项目组在临床前研究完成后即开始寻找合适的合作方开展转化合作相关工作的沟通，于 2021 年 4 月立项，并与天士力医药集团股份有限公司签订合作开发与许可合同，共同推进 Tris-CAR-T 项目的临床验证。2022 年 10 月获得 NCT 编号（NCT05577091）。2023 年 9 月，于北京召开启动会，合作转化项目正式启动。目前正在开展 Tris-CAR-T 细胞治疗复发胶质母细胞瘤的单臂、单中心探索性临床研究，系统地评估 Tris-CAR-T 细胞肿瘤原位注射的安全性、药代动力学特征及临床疗效，前期结果显示，Tris-CAR-T 细胞疗法安全性好，疗效显著。

五、特色分析

项目转化特色：项目采取专利许可的方式，与上市药企合作推进临床试验的形式完成转化，由上市药企出资完成后续临床试验，研究团队在产品上市后获得销售额提成收益。许可的合作方式，保留了北京市神经外科研究所在合作期限内知识产权的所有权。该项目是首个在北京市卫生健康委获批备案的细胞疗法。同时该技术产品所处的领域内目前全球无获批上市的脑胶质瘤 CAR-T 产品，虽然近年脑胶质瘤 CAR-T 赛道逐渐火热，但靶点较为集中，也多为三代技术，双靶 CAR-T 产品为第四代 CAR-T 技术，从靶点组合和 CAR-T 技术上较竞品均具有明显优势。

项目转化亮点：结合合作双方优势资源和相关转化经验，依托北京市神经外科研究所在神经外科的优势科研及临床平台资源。同时合作方天士力生物医药股份有限公司已建立完整的产品研发转化体系和相关实验室，在创新药研发方面具备较好的科研转化平台和转化人才队伍，可支撑靶向药、细胞治疗及试剂盒相关产品从成药性评价、中试开发、非临床药理毒理研究、临床研究、国内注册及国外注册等成果转化全链条，可为产品注册和后续转化落地提供有力支撑。

项目成功关键因素：合作双方长期互信为基础，知识产权保护良好，前期实验成果完整，已建立成熟的转化流程。

全球首个基于染色质开放区间的肿瘤全周期检测平台

一、临床需求

恶性肿瘤已成为中国主要公共卫生问题之一，防控形势严峻。根据国家癌症中心数据，恶性肿瘤死亡占居民死因的 23.91%，患病人数和死亡人数呈持续上升趋势。早筛作为提高患者生存率的有效手段，亟需在临床上推广实施。数据显示，1/3 的癌症可通过早期发现得到治疗，但目前大部分患者确诊时已是中晚期，治疗难度和费用骤增。例如，中国结直肠癌 5 年生存率在早期为 90.1%，而晚期仅为 10.4%；早期治疗费用约 2 万元，中晚期则超过 25 万元。全球数据也显示，局部转移癌症 5 年生存率为 89%，远高于远端转移的 21%。但是现有筛查产品多为针对单癌种，针对泛癌种的产品不足，溯源能力差且定价高昂；并且技术路线单一，性能较差。因此，如何实现肿瘤早期甚至极早期的检测和全周期精准检测是当前临床的迫切需求。

二、产品研发

项目首先鉴定了一种全新的肿瘤标志物——染色质开放区间。与传统标志物相比，这种新型标志物在准确性、灵敏度和全面性上都有显著提升。基于该标志物，开发多项核心技术，涵盖了肿瘤筛查产品的靶点发现、信号捕获和模型构建的全流程。其中，核心技术 CellFree Open Chromatin CaptUre Sequencing（CFOCCUS-SEQ®）尤为重要。该技术利用染色质开放区间靶向捕获进行胃癌和其他癌症类型的筛查，在全基因组层面上对循环肿瘤 DNA（ctDNA）的拷贝数变异、片段化长度及染色体开放区间特征等进行多维检测。通过绘制游离 DNA（cfDNA）中癌症基因组和表观组的详细图谱，并结合大数据和人工智能技术，CFOCCUS-SEQ® 能够判断 cfDNA 是否存在癌症基因特征，并溯源癌症的原发灶。研究表明，通过检测血液中的 cfDNA 丰度，结合机器学习和人工智能模型，可以精准区分癌症患者和非癌症患者。此方法在肺癌、胃癌、结直肠癌、脑癌、胰腺癌、乳腺癌、子宫内膜癌、卵巢癌等多种癌症类型中的准确率均超过 90%。新方法对早期癌症患者（临床分期 I 期和 II 期）也具有极高的敏感性。更重要的是，基于 AI 模型的分析，DNA 丰度不仅能精确判断癌症亚型，还能预测癌症患者对不同疗法的预后，为实现精准治疗提供指导信息。与传统方法不同，CFOCCUS-SEQ® 还具备检测慢性疾病的潜力，通过血液中游离 DNA 的变化实现早期诊断和治疗。该技术的创新性和研究路线具有高度挑战性。项目进展包括靶点发现、信号捕获、模型构建和临床验证等多个环节，现已取得了显著成果。通过与传统方法对比，CFOCCUS-SEQ® 展示了明显的优势，不但扩展了检测范围，还提高了检测准确性和灵敏度。未来，随着技术的进一步完善和应用，染色质开放区间检测技术有望成为癌症及其他疾病早期诊断和精准治疗的重要工具。

三、创新团队

项目由蓝勋教授（现就职于清华大学医学院）领衔。蓝教授有数十年从事肿瘤多组学研究及算法开发的经验，曾师从美国科学院院士、斯坦福大学的 Jonathan Pritchard 教授。2018 年，蓝教授入选中央组织部"千人计划"青年项目。他在 *Science*、*PNAS*、*Nature Cancer*、*Cancer Cell*、*Cancer Research*、*Nature Communications* 等顶级期刊上发表论文近 50 篇，总影响因子超过 600。同时，蓝教授担任 *Science Bulletin* 杂志编辑，以及 *Nucleic Acids Research*、*Briefings in Bioinformatics*、*Bioinformatics* 等十余部期刊的审稿人。此外，蓝教授还担任北京抗癌协会青年理事会理事，医工转化与健康产业融合学会委员，并在亚洲智能信息与数据库系统会议（Asian Conference on Intelligent Information and Database Systems）中担任程序委员会委员（Program Committee）。

蓝教授带领的核心团队结构完备，成员均具有丰富的医药研发经验。团队依托清华大学和合作医院的雄厚研发实力和强大临床资源，为项目的顺利推进奠定了坚实基础。

综上所述，项目在蓝勋教授及其团队的高效领导下，依托强大的科研和临床资源，已经取得了多个关键性成果，并在肿瘤及其他疾病的早期诊断和精准治疗领域展示了广阔的应用前景。未来，随着技术的不断完善和应用的拓展，项目有望在全球范围内为肿瘤研究和治疗带来革命性的突破。

四、转化流程

项目的转化流程以时间为主线，分为以下几个关键节点，每个节点均对应重要的内容和成果。

研发立项：在确立项目的初期，团队进行了深入的文献调研与市场分析，确认肿瘤早期诊断技术的广阔应用前景与迫切需求。经过几轮内部讨论与外部咨询，正式成立了具体肿瘤类型的筛查研发项目，并制订了详细的研发计划。

初步设计与方案制订：立项后，团队制订了 CFOCCUS-SEQ® 技术的初步设计方案，涵盖技术路线、实验流程和预计的技术指标。

概念验证：完成初步设计后，团队进入概念验证阶段。通过在小规模样本中进行实验，验证技术的可行性和可靠性。初步实验结果显示 CFOCCUS-SEQ® 技术在早期癌症筛查中的高准确率和特异性。

知识产权保护：团队完成概念验证后，立刻启动申请发明专利工作，转化时已获得一项授权发明专利。

转化合作：在概念验证成功后，团队开始积极寻找产业化合作伙伴和融资团队。通过多次参加学术会议和行业论坛，展示项目技术成果，与多家投资机构建立了联系，最终推动了技术的专利落地。

五、特色分析

项目在技术开发和转化过程中，技术和产品方面展现出多方面的亮点，为其商业化和临床应用奠定了坚实基础。在技术上，项目基于染色质开放区间进行肿瘤全周期检测，属于前沿技术，具备极高的技术壁垒。这种创新检测方法在现有技术框架内具有独特的优势，具体体现在以下几方面：①检测精度：显著提升肿瘤早期筛查的准确性和灵敏度，能够在早期发现癌症，显著提高患者的治愈率和生存率。②全周期监测：覆盖肿瘤的整个生命周期，从早期筛查、发展监测到治疗评估，提供全面的肿瘤监测方案。③国际领先：该技术在国内外均属首创，具备国际竞争力和领先地位，有望在全球市场上占据重要份额。

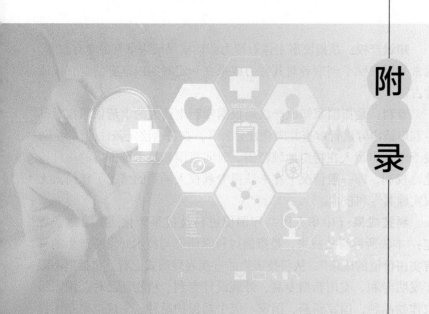

附

录

附录一　术语解释

知识产权：是指民事主体对智力劳动成果依法享有的专有权利，通常是国家赋予创造者对其智力成果在一定时期内享有的专有权或独占权。

专利：是指国家知识产权局根据专利申请人的申请依职权对其专利申请内容进行审查并向全社会公开，在符合法定条件的情况下，授予专利申请人在特定地域范围、时间范围和技术范围内的一种排他性权利，即一般情况下在未获得专利权人同意的情况下任何人无权实施其专利技术。

科技成果：《中华人民共和国促进科技成果转化法》第二条规定："本法所称科技成果，是指通过科学研究与技术开发所产生的具有实用价值的成果"。从科技成果的直观表现形式上看，包括但不限于发明专利、实用新型专利、外观设计专利、植物新品种、国家级农作物品种、国家新药、国家一级中药保护品种、集成电路布图设计专有权、软件著作权等。

技术转移：《国家技术转移示范机构管理办法》第二条第一款规定："技术转移是指制造某种产品、应用某种工艺或提供某种服务的系统知识，通过各种途径从技术供给方向技术需求方转移的过程"。

科技成果转化：《中华人民共和国促进科技成果转化法》第二条规定："本法所称科技成果转化，是指为提高生产力水平而对科技成果所进行的后续试验、开发、应用、推广直至形成新技术、新工艺、新材料、新产品，发展新产业等活动"。

专利转让：指专利申请权人和专利权人将其拥有的专利申请权和专利权转让给他人的一种法律行为。

专利实施许可：专利权人授权他人在一定条件下使用其专利技

术，包括制造、使用、销售专利产品或使用专利方法。专利实施许可分为普通实施许可、排他实施许可和独占实施许可。

独占许可：许可方仅许可一个被许可方在合同约定的范围内实施该许可专利，许可方和该被许可方以外的任何单位或个人都不得实施该许可专利。

排他许可：许可方仅许可一个被许可方在合同约定的范围内实施该许可专利的同时，许可方保留实施该许可专利的权利，但不得再许可该被许可方以外的任何单位或个人实施该许可专利。

普通许可：许可方许可被许可方在合同约定的范围内实施该许可专利的同时，许可方保留实施该许可专利的权利，并可以继续许可被许可方以外的单位或个人实施该许可专利。

附录二　相关政策、法规汇编

《中华人民共和国科学技术进步法》（2021 年 12 月 24 日第十三届全国人民代表大会常务委员会第三十二次会议第二次修订）

《中华人民共和国促进科技成果转化法》（根据 2015 年 8 月 29 日第十二届全国人民代表大会常务委员会第十六次会议《关于修改〈中华人民共和国促进科技成果转化法〉的决定》修正）

《中华人民共和国著作权法》（根据 2020 年 11 月 11 日第十三届全国人民代表大会常务委员会第二十三次会议《关于修改〈中华人民共和国著作权法〉的决定》第三次修正）

《中华人民共和国专利法》（根据 2020 年 10 月 17 日第十三届全国人民代表大会常务委员会第二十二次会议《关于修改〈中华人民共和国专利法〉的决定》第四次修正）

《中华人民共和国资产评估法》（2016 年 7 月 2 日中华人民共和国第十二届全国人民代表大会常务委员会第二十一次会议通过）

《计算机软件保护条例》（根据 2013 年 1 月 30 日《国务院关于修改〈计算机软件保护条例〉的决定》第二次修订）

《中华人民共和国植物新品种保护条例（2014 修订）》（根据 2014 年 7 月 29 日中华人民共和国国务院令第 653 号《国务院关于修改部分行政法规的决定》第二次修正）

《中华人民共和国企业所得税法实施条例》（根据 2019 年 4 月 23 日《国务院关于修改部分行政法规的规定》修订）

《中华人民共和国技术进出口管理条例》（根据 2020 年 11 月 29 日《国务院关于修改和废止部分行政法规的决定》第三次修订）

《企业国有资产交易监督管理办法》（2016 年 6 月 24 日国务院国资委财政部令第 32 号）

《资产评估基本准则》（财资〔2017〕43 号）

《北京市促进科技成果转化条例》（2019 年 11 月 27 日北京市第十五届人民代表大会常务委员会第十六次会议通过）

《北京市专利保护和促进条例》（根据 2021 年 3 月 12 日北京市第十五届人民代表大会常务委员会第二十九次会议通过的《关于修改部分地方性法规的决定》修正）

《北京市技术市场条例》（根据 2021 年 3 月 12 日北京市第十五届人民代表大会常务委员会第二十九次会议通过的《关于修改部分地方性法规的决定》修正）

《北京市知识产权保护条例》（2022 年 3 月 31 日北京市十五届中华人民共和国全国人民代表大会常务委员会第三十八次会议表决通过）

《国务院关于印发实施〈中华人民共和国促进科技成果转化法〉若干规定的通知》（国发〔2016〕16 号）

《国家技术转移体系建设方案》（国发〔2017〕44 号）

关于印发《国家科技成果转化引导基金管理暂行办法》的通知（财教〔2021〕176 号）

《关于科技人员取得职务科技成果转化现金奖励有关个人所得税政策的通知》（财税〔2018〕58 号）

《关于事业单位科研人员职务科技成果转化现金奖励纳入绩效工资管理有关问题的通知》（人社部发〔2021〕14 号）